Priyanka Chirag Panchal

Medicina Dentária Minimamente Invasiva

Priyanka Chirag Panchal

Medicina Dentária Minimamente Invasiva

ScienciaScripts

Imprint

Cover image: www.ingimage.com

This book is a translation from the original published under ISBN 978-3-659-21033-4.

Publisher:
Sciencia Scripts
is a trademark of
Dodo Books Indian Ocean Ltd. and OmniScriptum S.R.L publishing group

120 High Road, East Finchley, London, N2 9ED, United Kingdom
Str. Armeneasca 28/1, office 1, Chisinau MD-2012, Republic of Moldova, Europe
Printed at: see last page
ISBN: 978-620-8-35545-6

ÍNDICE

1. INTRODUÇÃO

"Medicina Dentária de Intervenção Mínima (MI) = Microdontologia". Intervir = interpor-se entre, de modo a impedir ou alterar o resultado ou o curso dos acontecimentos". **Invadir** = entrar.[1]

O tratamento minimamente invasivo em medicina dentária não é novo e foi pioneiro no início da década de 1970 com a aplicação de fluoreto de prata diaminado[2] . Seguiu-se o desenvolvimento da restauração de resina preventiva (PRR)[3] na década de 1980 e a abordagem de tratamento restaurador atraumático[3] e os conceitos de remoção de cáries químico-mecânica[32] na década de 1990. Estes conceitos de tratamento ultraconservador são aplicados com a intenção de preservar o máximo possível de tecido dentário e de oferecer cuidados mais amigáveis aos pacientes receosos .[3]

Medicina Dentária de Intervenção Mínima (MI): pode ser definida como uma filosofia de cuidados profissionais que se preocupa com a primeira ocorrência, a deteção mais rápida e a cura mais rápida possível da doença a nível micro (molecular), seguida de um tratamento minimamente invasivo e amigo do doente para reparar os danos irreversíveis causados por essa doença.[5]

A medicina dentária **de intervenção mínima (MI)** diz respeito a medidas de intervenção para refletir e afetar o processo e o progresso da doença oral, incluindo a prevenção, o diagnóstico e o tratamento. Parte-se do princípio de que os procedimentos não invasivos são menos interventivos do que os invasivos e que o grau de intervenção está diretamente relacionado com o grau de perda de tecido e o nível de desconforto do paciente .[6]

A Medicina Dentária de Intervenção Mínima é a prevenção da doença e o diagnóstico mais precoce com o objetivo de evitar o tratamento invasivo. Quando o tratamento é necessário, é encorajada a opção de tratamento menos invasivo, Medicina Dentária Minimamente Invasiva = Microdentisteria .[1]

A prevenção e o diagnóstico são normalmente conceitos não invasivos, sem "entrada" nos tecidos orais; no entanto, constituem formas de intervenção. O tratamento tende a ser uma forma de invasão dos tecidos, por exemplo, a nível farmacológico ou físico, e também é considerado uma intervenção .[1]

Com os avanços nos adesivos dentários e nos materiais de restauração, a compreensão do processo de cárie e da remineralização e as alterações na prevalência da cárie catalisaram a evolução da gestão da cárie, desde a **"extensão para prevenção"** de G. V. Black até à **"minimamente invasiva".**

Atualmente, já não se pratica **a "extensão para prevenção"** radical, mas sim a **"constrição com convicção"**[7] .

A abordagem tradicional de **"FURAR e PREENCHER"**, que significava simplesmente operar a cavidade, não cura a doença, antes enfraquece o dente e podem ser defendidos métodos mais recentes de **"PREENCHIMENTO SEM FURAR"** .[7]

"Extensão para a prevenção" para "Prevenção da extensão".

"Perfuração e enchimento" para "Enchimento sem perfuração".

Tornaram-se os dois principais objectivos da medicina dentária de intervenção mínima.[8]

Preocupa-se com as opções de tratamento menos invasivas possíveis, de modo a minimizar a perda de tecido e o nível de desconforto do doente. Por conseguinte, a "medicina dentária minimamente invasiva" faz parte da "medicina dentária de intervenção mínima"[1] .

2. CONCEITOS E PRINCÍPIOS DE MID

Martin et al (2000) aplicaram o termo **"Medicina Dentária Minimamente Invasiva", "Medicina Dentária de Intervenção Mínima"** *ou* **"Medicina Dentária Conservadora"** ao conceito acima referido.[9]

O conceito de dentisteria de intervenção mínima, por vezes designado por **Dentisteria Conservadora,** implica um afastamento da abordagem cirúrgica tradicional para a eliminação de lesões de cárie que foram identificadas como radiolucências na metade interior do esmalte, na Junção Dentino-Esmalte (JDE), e ligeiramente na dentina, mas com pouca ou nenhuma evidência de cavitações .[7]

O conceito de dentisteria de intervenção mínima evoluiu como consequência da nossa maior compreensão do processo de cárie e do desenvolvimento de materiais de restauração adesivos[7] . Reconhece-se agora que o esmalte e a dentina desmineralizados mas não cavitados podem ser cicatrizados e que a abordagem cirúrgica ao tratamento de uma lesão de cárie juntamente com a "extensão para prevenção" proposta por G V BLACK já não é sustentável .[7]

Em suma, a abordagem minimamente invasiva inclui os seguintes conceitos:[6]

- Diagnóstico precoce da cárie
- Avaliação do risco individual de cárie
- Avaliação radiográfica da profundidade e progresso da cárie.
- Diminuição do risco de desmineralização adicional e paragem das lesões existentes.
- A remineralização da lesão existente.
- Restauração de uma lesão cavitada utilizando uma preparação dentária mínima.
- Reparação em vez de substituição de restauros defeituosos

Na prática dentária geral, muita energia e tempo são dedicados ao tratamento restaurador e ao retratamento da cárie dentária. No dia a dia, é fácil concentrarmo-nos na reparação das cavitações (o resultado final do processo da doença), em vez de nos concentrarmos na avaliação e tratamento das fases iniciais de pré-cavitação, ou na abordagem dos factores de risco críticos que alimentam o próprio processo da doença.1 Dado que a cárie recorrente é a razão mais comum para o insucesso de restaurações de qualquer tipo, é importante desviar o foco clínico da arte e ciência de restaurar dentes devastados pela cárie dentária para a prevenção da doença e a sua interceção precoce.[10]

PRINCÍPIOS DE INTERVENÇÃO MINIMA (Tyas e Colegas)[11]

Efectua a menor quantidade de dentisteria necessária em qualquer situação.

- Redução das bactérias cariogénicas, a fim de eliminar o risco de uma maior desmineralização e cavitação.
- Remineralização de lesões precoces.

- Nunca remover mais estrutura dentária do que a absolutamente necessária para repor os dentes na sua condição normal.
- Utilizar sempre materiais dentários que conservem o máximo da estrutura dentária.
- Utilizar apenas os materiais dentários mais fortes e duradouros para reduzir a necessidade de futuras reparações e substituições.
- Reparar, em vez de substituir, restaurações defeituosas.
- Utilizar materiais de restauração que não desgastem os dentes opostos.
- Utilizar procedimentos dentários que reduzam ao mínimo o número de consultas necessárias.

PRINCÍPIOS FUNDAMENTAIS DE INTERVENÇÃO MÍNIMA [10]

A Medicina Dentária de Intervenção Mínima (DIM) é a abordagem médica moderna à gestão da cárie. O conceito de DIM tem sido promovido na literatura dentária nacional e internacional ao longo dos últimos 20 anos, tendo evoluído de "métodos de remoção de cáries mais conservadores" até à sua forma atual como uma filosofia integrada de gestão de pacientes. Enquanto o termo **CAMBRA (Gestão de Cáries por Avaliação de Risco)** resume uma abordagem, a concetualização atual do conceito de DIM incorpora agora tanto a intervenção máxima como os tratamentos minimamente invasivos .[10]

Os quatro princípios fundamentais do MID podem ser resumidos da seguinte forma:

1. ***Reconhecimento***: Identificar e avaliar precocemente quaisquer potenciais factores de risco de cárie, através da análise do estilo de vida, de testes à saliva e da utilização de testes de diagnóstico da placa bacteriana .[10]

2. ***Redução***: Eliminar ou minimizar os factores de risco de cárie, através da alteração do equilíbrio de fluidos, da redução da ingestão de alimentos cariogénicos na dieta, da abordagem de hábitos de vida como o tabagismo e do aumento do pH do ambiente oral .[10]

3. ***Regeneração***: Para parar e reverter lesões incipientes, regenerar lesões subsuperficiais do esmalte e parar lesões superficiais da raiz utilizando agentes tópicos adequados, incluindo fluoretos e fosfopeptídeos de caseína - fosfatos de cálcio amorfos .[10]

4. ***Reparação***: Quando a cavitação está presente e é necessária uma intervenção cirúrgica, mantém-se o máximo possível da estrutura dentária utilizando abordagens conservadoras para a remoção da cárie. São utilizados materiais bioactivos para restaurar o dente e promover a cicatrização interna da dentina .[10]

Para implementar o MID de forma eficaz, cada um destes quatro elementos deve ser integrado nos processos de pensamento que sustentam a avaliação do paciente e o planeamento do tratamento. Reconhecendo que as restaurações não são a "solução final" para a cárie dentária, os clínicos devem abordar a situação clínica de um ponto de vista biológico. Um dos principais benefícios desta abordagem, tanto para o doente como para o profissional, é que o inevitável fracasso das restaurações devido a ciclos intermináveis de cáries recorrentes é a prevenção .[10]

Sugere-se que estes princípios sejam seguidos nos tempos modernos para lidar com a cárie. Aspectos essenciais do diagnóstico e do planeamento do tratamento numa abordagem de intervenção mínima à medicina dentária operatória.[1]

3. CLASSIFICAÇÃO DAS CÁRIES PARA A MEDICINA DENTÁRIA MINIMAMENTE INVASIVA

Várias classificações para os preparos cavitários têm sido defendidas, as classificações mais relevantes relativas aos dentes decíduos e jovens permanentes foram discutidas abaixo. O Dr. G. V. Black apresentou a primeira classificação de cavidades há mais de cem anos. Esta classificação continua a ser amplamente utilizada e universalmente aceite. Embora Black tenha originalmente dividido as lesões em cinco categorias, Simon acrescentou mais tarde a sexta.

CLASSIFICAÇÃO DAS LESÕES CARIOSAS: - POR G.V BLACK [12]

CLASSE I	Cáries em fossas e fissuras nas superfícies oclusais dos pré-molares e molares, nos dois terços oclusais das superfícies vestibulares e linguais dos molares, nas superfícies linguais dos incisivos e em quaisquer outras localizações aberrantes.
CLASSE II	Cáries nas superfícies proximais de molares e pré-molares.
CLASSE III	Cáries nas superfícies proximais dos incisivos e caninos, mas sem envolver o ângulo incisal.
CLASSE IV	Cáries nas superfícies proximais de incisivos e caninos, mas também envolvendo o ângulo incisal.
CLASSE V	Cáries no terço gengival das superfícies facial e lingual de todos os dentes.

Posteriormente, **a SIMON** acrescentou uma sexta categoria **com** a seguinte redação

CLASSE VI: Cáries nos bordos incisais e nas pontas das cúspides de todos os dentes

Modificações da classificação de Black

Os parâmetros de classificação de Black foram controlados por vários factores. Estes

Os factores continuam a ser seguidos com ligeiras alterações. O preto sugeriu:

- Remoção da estrutura dentária para obter acesso e melhorar a visibilidade;
- Remoção de todos os vestígios de dentina afetada do fundo da cavidade;
- Fornecimento de uma conceção mecânica de retenção;
- Conceito de extensão para a prevenção; e
- Manter a margem da superfície da cavidade nas zonas de "auto-limpeza".

OUTRA ALTERAÇÃO[13]

Alteração de Charbene

a) Classe II: cavidades em superfícies proximais únicas de bicúspides e molares.

b) Classe IV: cavidades nas superfícies distal e proximal dos dentes posteriores que partilham um istmo oclusal comum.

c) Superfície lingual dos dentes anteriores superiores.

d) Qualquer outra fossa ou fissura normalmente localizada e envolvida em cárie.

Classificação de Sturdevant[13] :-

Cavidade	Caraterística
Simples	Uma cavidade que envolve apenas uma superfície dentária
Composto	Uma cavidade que envolve duas superfícies dos dentes
Complexo	Uma cavidade que envolve mais de duas superfícies dos dentes

Modificação de Finn da preparação da cavidade de Black para dentes decíduos[13] :-

Classe I	Cavidades que envolvem a fossa e a fissura dos dentes molares e as fossas vestibulares e linguais de todos os dentes.
Classe II	Cavidades envolvendo a superfície proximal de dentes molares com acesso estabelecido a partir da superfície oclusal.
Classe III	Cavidades envolvendo a superfície proximal dos dentes anteriores que podem ou não envolver extensão labial ou lingual.
Classe IV	Cavidades da superfície proximal do dente anterior que podem envolver a restauração do ângulo incisal.
Classe V	Cavidades presentes no terço cervical de todos os dentes, incluindo a superfície proximal onde a crista marginal não está incluída na preparação da cavidade.

Classificação de Baume[13]

a) Cavidades de fossas e fissuras

b) Cavidades de superfície lisa.

Sistema de classificação de cáries com base no local e no tamanho

(Mount e Hume) (1998)[7]

No **Congresso Dentário Mundial da FDI**, realizado em Kaula Lampur, Malásia, em setembro de 2001, o Dr. Graham Mount afirmou que, pela primeira vez em quase cem anos, estamos agora a ser libertados da classificação das cavidades proposta pelo Dr. G. V. Black".

O raciocínio subjacente ao sistema de classificação das cavidades proposto por Mount e Hume é que só é necessário aceder à lesão e remover a área que está infetada e degradada ao ponto de a remineralização já não ser possível.

OS TRÊS LOCAIS DAS LESÕES CARIOSAS

Sítio 1 - Poços, fissuras e defeitos de esmalte nas superfícies oclusais dos dentes posteriores ou noutra superfície lisa.

Local 2 - Esmalte aproximado imediatamente abaixo das áreas em contacto com os dentes adjacentes.

Local 3 - o terço cervical da coroa ou, após recessão gengival, a raiz exposta.

AS DIMENSÕES DAS LESÕES CARIOSAS

É possível considerar restaurações em quatro tamanhos, independentemente do local de origem da lesão

Tamanho 0 - A lesão inicial em qualquer sítio que possa ser identificado mas que ainda não tenha resultado em cavitações superficiais. Pode ser possível curá-la.

Tamanho 1 - Envolvimento mínimo da dentina para além do tratamento apenas por remineralização.

Tamanho 2 - Envolvimento moderado da dentina. Após a preparação da cavidade, o esmalte remanescente é sólido, bem suportado pela dentina e não é suscetível de falhar sob carga oclusal normal. O dente é suficientemente forte para suportar a restauração.

Tamanho 3 - A cavidade está alargada para além do envolvimento moderado. A estrutura dentária remanescente está enfraquecida ao ponto de as cúspides ou os bordos incisais estarem partidos ou poderem falhar se forem deixados expostos à carga oclusal. A cavidade precisa de ser ainda mais alargada para que a restauração possa ser concebida de forma a fornecer suporte à estrutura dentária remanescente.

Tamanho 4 - Cáries extensas e perda maciça de estrutura dentária já ocorreram.

TAMANHO / SITE	Sem cavidade 0	Mínimo 1	Moderado 2	Aumentado 3	Extensivo 4
Fosso / Fissura 1	1.0	1.1	1.2	1.3	1.4
Área de contacto 2	2.0	2.1	2.2	2.3	2.4
Cervical 3	3.0	3.1	3.2	3.3	3.4

CLASSIFICAÇÃO DAS CAVIDADES PROPOSTA PELO DR.V.K.SIKRI (1999)[6]

A classificação proposta é simples, inclui todas as superfícies que podem ser cariadas e o espetro de cada classe é limitado. Finalmente, a manutenção de registos seria mais fácil e a subjetividade do operador também foi eliminada. A cavidade de Classe IV de Black não está incluída nesta classificação, uma vez que, com o advento de materiais e técnicas mais recentes, o envolvimento do bordo incisal pode ser abordado com segurança. As alterações dizem respeito apenas às cavidades de Classe IV e Classe V propostas por Black. A Classe V proposta por Black é a Classe IV Div I na classificação proposta e a Classe IV Div II são lesões nos ângulos da linha cervical.

CLASSE I	**DIV I** : Cavidades envolvendo fossas e fissuras das superfícies oclusais **DIV II** : Cavidades envolvendo fossas vestibulares e linguais de dentes posteriores e anteriores.
CLASSE II	**DIV I** : Cavidades envolvendo uma superfície proximal de dentes posteriores **DIV II**: Cavidades que envolvem as duas faces proximais dos dentes posteriores
CLASSE III	**DIV I** : Cavidades envolvendo uma superfície proximal de dentes anteriores **DIV II** : Cavidades envolvendo ambas as superfícies proximais dos dentes anteriores
CLASSE IV	**DIV I** : Cavidades no terço cervical das superfícies labial e lingual de todos os dentes **DIV II** : Cavidades nos ângulos das linhas labial e lingual de todos os dentes
CLASSE V	**DIV I** : Cavidades nas faces vestibulares dos dentes anteriores, com exceção do terço cervical **DIV II** : Cavidades nas superfícies linguais dos dentes anteriores, com exceção das fossas e do terço cervical
CLASSE VI	**DIV I** : Cáries nas pontas incisais **DIV II** : Cavidades nas pontas das cúspides oclusais

Um sistema de classificação descrito mais recentemente, denominado ICDAS II (International Caries Detection and Assessment System), pode ser aplicado a superfícies dentárias individuais. O ICDAS II complementa o sistema de Mount e Hume, caracterizando as lesões de acordo com a sua profundidade histológica. Os estudos que investigaram a metodologia do ICDAS II confirmam a sua exatidão na previsão da penetração da lesão de cárie na dentina, com validade histológica. A utilização de tais sistemas de classificação permite a documentação adequada das lesões e fornece uma base sólida para a comunicação entre dentistas .[10]

Sistema de pontuação ICDAS- II para o esmalte[10]

PONTUAÇÃO	DESCRIÇÃO	ETAPA
0	Som	
1	Primeira alteração visual do esmalte	Cáries precoces
2	Alteração visual distinta no esmalte	
3	Quebra localizada do esmalte	Cáries estabelecidas
4	Sombra de dentina subjacente	
5	Cavidade distinta com dentina visível	Cáries graves
6	Cavidade extensa com dentina visível	

O sistema ICDAS II distingue entre uma superfície dentária sã, a primeira alteração visual no esmalte (a lesão de mancha pré-branca), a primeira alteração visual distinta no esmalte, a ocorrência de micro cavitação e a progressão da cárie dentro do dente para envolver vários níveis de destruição. Para lesões na superfície da raiz, a progressão é de uma área claramente demarcada na superfície da raiz ou na junção cimento-esmalte (CEJ) que é descolorida (claro/escuro/marrom/preto), mas sem cavitação, para uma lesão com a mesma aparência, mas com cavitação. A caraterística da base da área descolorida na superfície da raiz pode ser usada para determinar se a lesão de cárie radicular está ativa ou não. Estas caraterísticas incluem a textura (lisa/ruim), o aspeto (brilhante/lustroso, mate ou não brilhante) e a perceção à sondagem suave (macia, coriácea, dura). As lesões de cárie radicular activas estão normalmente localizadas a 2 mm da crista da margem gengival .[10]

Quando são encontradas lesões precoces (pré-cavitações), deve ser tomada uma decisão quanto à sua provável atividade. No caso de lesões activas, a superfície do esmalte será esbranquiçada/amarelada e opaca, com perda de brilho, e terá uma sensação de aspereza quando a ponta de uma sonda romba é deslizada suavemente sobre a superfície .[10]

4. CONCEPÇÃO DE CAVIDADES DE INTERVENÇÃO MÍNIMA

O conceito de desenhos cavitários de intervenção mínima não é difícil de aceitar e visualizar quando contrastado com a tradicional classificação GV Black. Afinal, esta última é uma classificação de ***cavidades***, em que o desenho cavitário é especificado para cada lesão na expetativa de que a amálgama seja o principal material de escolha para a restauração. Sugere-se que, se a intervenção mínima for adoptada como filosofia, há necessidade de uma classificação inteiramente nova que identifique ***as lesões*** e não as cavidades .[14]

O quadro seguinte mostra uma representação esquemática da classificação proposta, e o seguinte é uma explicação do sistema numérico que é utilizado :[15]

TAMANHO / SITE	Sem cavidade 0	Mínimo 1	Moderado 2	Aumentado 3	Extensivo 4
Fossa / Fissura 1	1.0	1.1	1.2	1.3	1.4
Área de contacto 2	2.0	2.1	2.2	2.3	2.4
Cervical 3	3.0	3.1	3.2	3.3	3.4

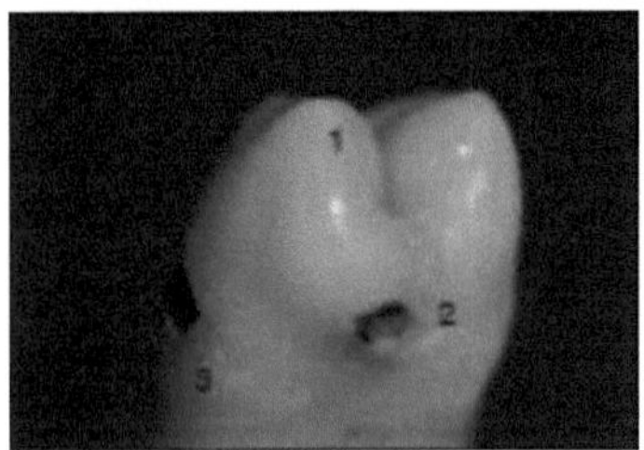

Figura 5.1

Figura 5.1: (A coroa de um dente extraído, mostrando as três áreas que estão sujeitas ao ataque de cáries: as fossas e fissuras nas superfícies lisas da coroa de esmalte, a área de contacto de todos os dentes, posteriores e anteriores, e a região cervical do dente, incluindo a superfície exposta da raiz. Com base nisto, é proposta uma nova classificação para a lesão de cárie, como mostra a tabela acima).[16]

<u>LOCAL 1 LESÃO[16]</u>

Local 1, tamanho 0:

A lesão representa a fissura oclusal num dente recém-erupcionado ou defeitos semelhantes numa superfície lisa que ainda não está cariada.

Local 1, Tamanho 1:

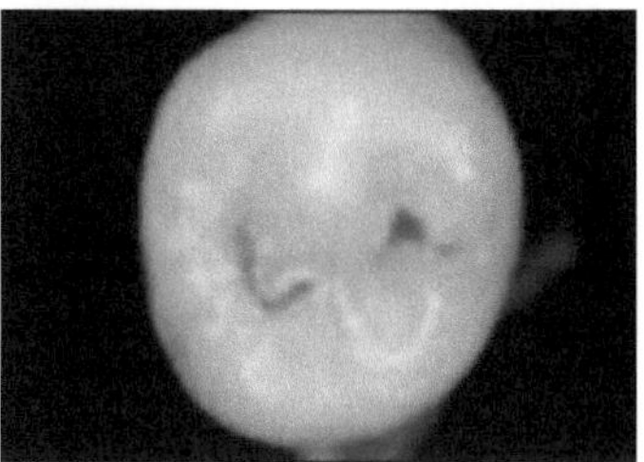

Fig. 5.2

Figura 5.2: (Uma vista oclusal de um bicúspide extraído, mostrando algum envolvimento com as fissuras. A extensão do envolvimento é difícil de determinar, mas é muito imprudente sondar a fissura, porque isso irá causar um grau de dano que terá de ser reconhecido como uma cavidade e alargado e restaurado[16] .)

Uma vista oclusal de um bicúspide inferior que demonstra precocemente até que ponto as cáries oclusais podem progredir sem sinais ou sintomas evidentes.

A lesão ocorre na superfície oclusal de um dente posterior ou em relação a uma fossa numa superfície lisa. À medida que as paredes da fissura se desmineralizam, a parede da dentina também fica envolvida. A primeira resposta dentro da dentina parece ser um grau de remineralização defensiva dos canais laterais dos túbulos dentinários, que pode aparecer apenas como uma zona translúcida. (Thylstrup e Fejerskov)[16]

A radiografia não mostrará então esta lesão precoce: e o detetor laser e as máquinas de impendência eléctrica têm limitações.

Requisitos para a preparação e restauro (ver CAIXA A)[16]

1) Ponta de diamante muito fina a 40.000 rotações/minuto sob pulverização de ar/água, para abrir a lesão cariosa e seguir as fissuras conforme necessário.

2) Pequenas brocas redondas, tamanhos 008-016, para remoção de cáries.

3) Utilizar uma broca cónica de diamante muito fina a uma velocidade intermédia elevada sob pulverização de ar/água para explorar as fissuras e determinar a extensão do problema.

4) Remover a dentina infetada remanescente com pequenas brocas redondas a uma velocidade lenta sob pulverização de ar/água.

5) Utilizar lupas binoculares e uma boa iluminação. Não avançar a nível pulpar mais do que o essencial, mas desenvolver paredes de dentina limpas em toda a periferia.

6) Condicionar a cavidade como prescrito.

7) A restauração deve ser efectuada preferencialmente com um tipo ii.gic de alta resistência, devido às suas propriedades físicas e radiopacidade superiores. Um material modificado com resina é satisfatório, mas as suas

caraterísticas de presa e absorção de água devem ser tidas em conta.

8) Coloque o gic com uma seringa para assegurar uma colocação positiva nas fissuras estreitas. Quando utilizar um cimento autopolimerizável, utilize uma matriz oclusal ou a ponta de um dedo enluvado como matriz para aplicar pressão positiva.

Local 1, Tamanho 2[16]

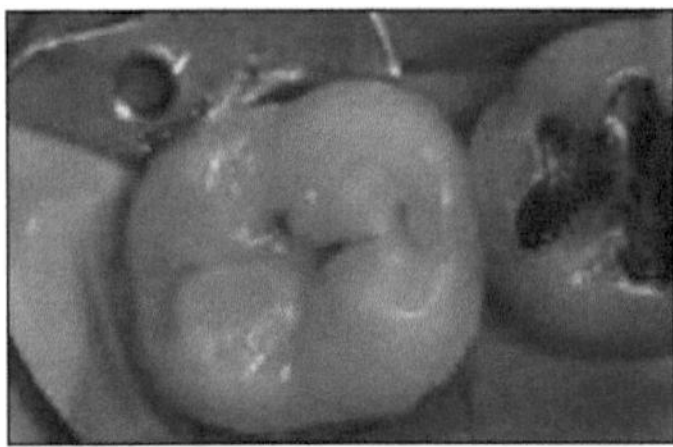

Fig. 5.3

Fig. 5.3: (Uma vista oclusal da mesma lesão, mostrando a área aparentemente limitada do sistema de fissuras que está envolvida. O resto das fissuras parecem estar livres de desmineralização, mas provavelmente devem ser exploradas[16] .)

Uma vista oclusal da área aparentemente limitada do sistema de fissuras que está envolvida. O resto das fissuras parecem estar livres de desmineralização, mas provavelmente devem ser exploradas.

Nesta classificação, ou a lesão terá progredido até certo ponto, ou pode representar a restauração falhada da Classe I de G V Black. Se houver alguma parte do sistema de fissuras em dúvida, pode ser explorada de forma muito conservadora: mas não há dúvida de que é suficiente para selar as fissuras, e qualquer processo carioso abaixo será interrompido. Não haverá mais progresso até que haja novamente acesso aos nutrientes habituais exigidos pelas bactérias.

Requisitos para a preparação e o restauro

Instrumento necessário: (ver CAIXA A)[16]

a) ponta de diamante cónica muito fina, para explorar a fissura conforme necessário.

b) Pequena broca cónica de diamante a alta velocidade intermédia sob pulverização de ar/água, para obter acesso total à lesão cariosa.

c) Pequenas brocas redondas, tamanhos 008-016, para remoção de cáries.

Preparação[16]

a) Utilizar uma broca cónica de diamante muito fina, a uma velocidade intermédia, sob pulverização de ar/água, para explorar as fissuras e determinar a extensão do problema.

b) Utilizar um pequeno diamante cónico para obter acesso total à área cariada.

c) Remover a dentina infetada remanescente com uma escavadora manual ou com pequenas brocas redondas a uma velocidade lenta sob pulverização de ar/água.

d) Utilizar lupas binoculares e uma boa iluminação. Não avançar a polpa mais do que o essencial, mas desenvolver paredes de dentina limpas em toda a periferia

e) Condicionar a cavidade como prescrito.

f) Restaurar preferencialmente com um gic de autopolimerização tipo ii de alta resistência devido às suas propriedades físicas superiores.

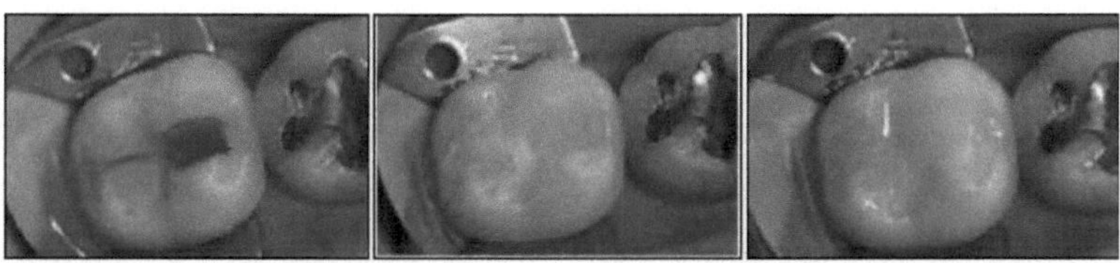

Fig 5.4 **Fig 5.5** **Fig 5.6**

Fig. 5.4: (A cavidade competida fotografada na altura do condicionamento na preparação para a restauração. Note-se que as restantes fissuras foram exploradas de forma muito conservadora para garantir que não existiam outras bolsas de cárie[36] .)

Fig. 5.5: (Toda a cavidade foi restaurada com um ionómero de vidro autopolimerizável de alta resistência, mas observou-se que a cúspide palatina oposta do segundo molar superior estava comprometida na fossa central desta restauração. Decidiu-se, por isso, laminar a gic com resina composta, pois esperava-se que esta suportasse melhor a oclusão. O gic foi cortado na fossa central até uma profundidade de cerca de 2,0 mm ([16]).

Fig 5.6: (O ionómero de vidro e o esmalte foram condicionados durante 15 segundos e a restauração de compósito foi construída de forma incremental para restaurar a anatomia completa. Compare este resultado com o do primeiro molar adjacente, que foi restaurado com amálgama há muitos anos[16] .)

Local 2 Lesões [16]

A lesão do local 2 desenvolve-se em relação às áreas de contacto entre quaisquer dois dentes, anteriores ou posteriores, e colocará uma variedade de problemas se tiver de ser preparada e restaurada de forma conservadora.

Local 2, tamanho 0:

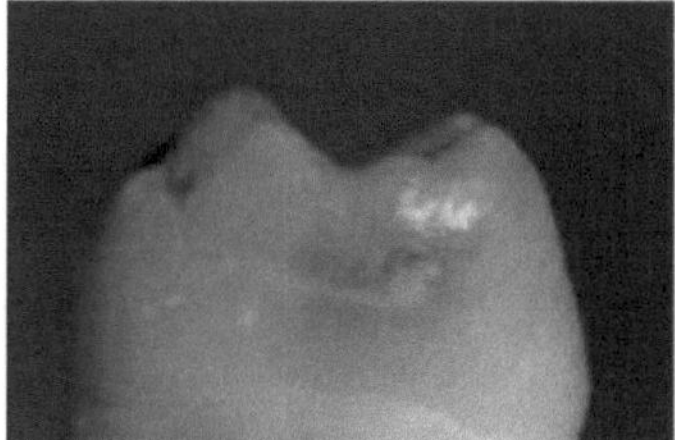

Fig. 5.7

Fig. 5.7: (Ao considerar as lesões proximais - conhecidas como lesões do local 2 na nova classificação - é necessário decidir se a superfície proximal está cavitada ou não. As lesões precoces, que podem aparecer na radiografia de bitewing, não são necessariamente cavitadas e, se não o forem, muitas vezes podem ser remineralizadas e curadas em vez de restauradas. Esta é uma vista da superfície proximal de um molar com uma área de dimeralização na área de contacto[16] .)

Ao considerar a lesão proximal - conhecida como lesões do sítio 2 na nova classificação - é necessário decidir se a superfície proximal está cavitada ou não. Esta é uma superfície proximal de molar com uma área de desmineralização na zona de contacto.

O tamanho das lesões tem de ser identificado e registado, e devem ser feitos esforços vigorosos para tentar curar as lesões e impedir a sua progressão. Não há dúvida de que a perda da crista marginal interproximal irá quebrar a integridade do anel de esmalte que rodeia a coroa, levando ao isolamento das cúspides individuais .[16]

De facto, as lesões proximais progridem muito lentamente, porque essa superfície não está sob carga oclusal e está, até certo ponto, protegida de danos traumáticos (Pitts 1983).

Shwartz et al, (1984).em contraste com a lesão da fissura oclusal; pode levar até quatro anos para penetrar na espessura total do esmalte, e mais quatro anos para progredir através da dentina até à polpa .[16]

A radiografia pode ser muito enganadora e não deve ser considerada fiável. A melhor maneira de visualizar a superfície é, se possível, desenvolver um pequeno grau de separação entre os dentes usando um anel de separação de borracha ortodôntica e fazer uma impressão de base de borracha das superfícies adjacentes. Isto revelará com bastante exatidão a presença ou ausência de cavitações. A superfície pode então ser condicionada e selada com um agente de ligação de resina de muito baixa viscosidade .[16]

Sítio 2, Tamanho 1-"túnel [17]

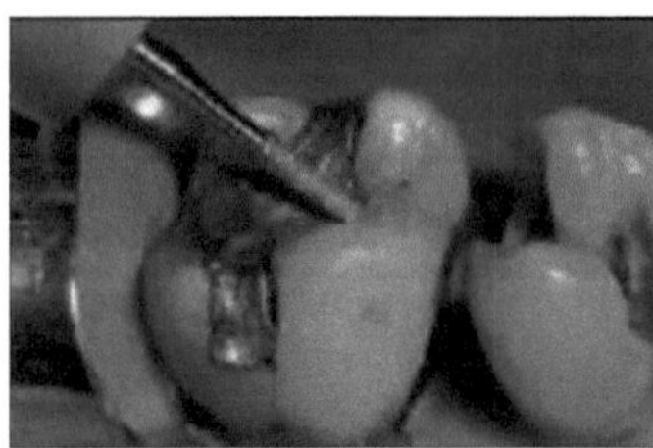

Fig. 5.8

Fig. 5.8: (Existe uma lesão na superfície proximal deste molar que está a pelo menos 3,0 mm da crista do rebordo marginal e, por conseguinte, será restaurada com uma cavidade em túnel. A entrada inicial é conseguida com uma pequena broca cónica de diamante (#8206) a alta velocidade intermédia sob pulverização de ar/água. Aponte a broca num ângulo em direção à lesão e prossiga até a lesão ser identificada)[16]

Existe uma lesão na superfície proximal do molar que está a 3,0 mm da crista do rebordo marginal e, por conseguinte, deve ser restaurada com uma cavidade em túnel.

Uma vez estabelecida a existência de cavitações na superfície proximal, torna-se essencial uma abordagem cirúrgica para a sua reparação, existindo vários métodos alternativos disponíveis. Se estiver mais de 2,5 mm abaixo da crista, então pode ser possível abordar a lesão através da fossa oclusal e desenhar uma cavidade em túnel (Wilson e McLean 1988, Hunt 1990, Hasselrot 1998). Nestas circunstâncias, é necessário, e de facto, indesejável, remover esta área de esmalte, porque a remoção irá separar e enfraquecer as cúspides (papa e Wilson 1992).[17]

Instrumento necessário: (ver CAIXA A)[16]

a) Pequena broca cónica de diamante a alta velocidade intermédia com pulverização de ar/água, para abrir a fossa oclusal.

b) Pequenas brocas redondas, tamanhos 008-016, para remoção de cáries.

c) Broca de haste longa para acessos difíceis.

Preparação e restauro[16]

a) Utilize uma pequena broca cónica de diamante a uma velocidade intermédia elevada sob pulverização de ar/água, e entre na fossa oclusal imediatamente medial à crista marginal. Incline a broca na direção da lesão e progrida para fora e para a gengiva até que a lesão possa ser identificada.

b) Levantar a broca em direção à crista marginal e incliná-la para vestibular e lingual para desenvolver uma abordagem tipo funil. Com uma entrada triangular a partir da oclusal, para melhorar a visibilidade e o acesso. É desejável uma boa iluminação e ampliação.

c) Utilizar uma pequena broca redonda a baixa velocidade para remover a dentina infetada de toda a circunferência da lesão.

d) Examinar cuidadosamente a parede de esmalte. Se não estiver cavitada, não a prepare mais.

e) Condicionar a cavidade e restaurá-la com material selecionado.

f) Colocar o gic com uma cápsula ou uma seringa descartável para otimizar a adaptação ao pavimento e às paredes da cavidade

g) Cortar o cimento e laminar a entrada oclusal com resina composta apenas se houver dúvidas quanto à capacidade do cimento para suportar a carga oclusal.

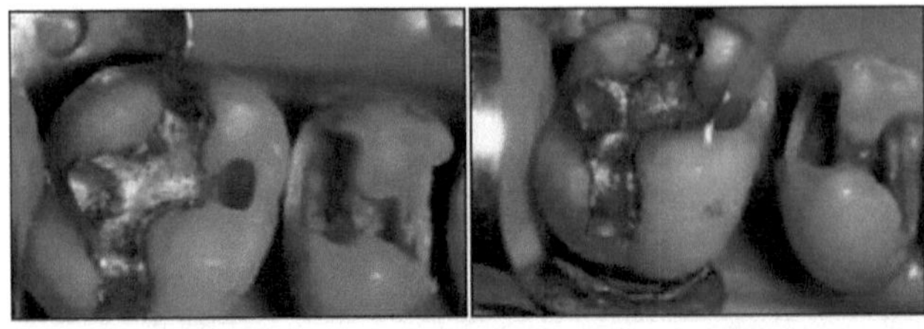

Fig 5.9 Fig 5.10

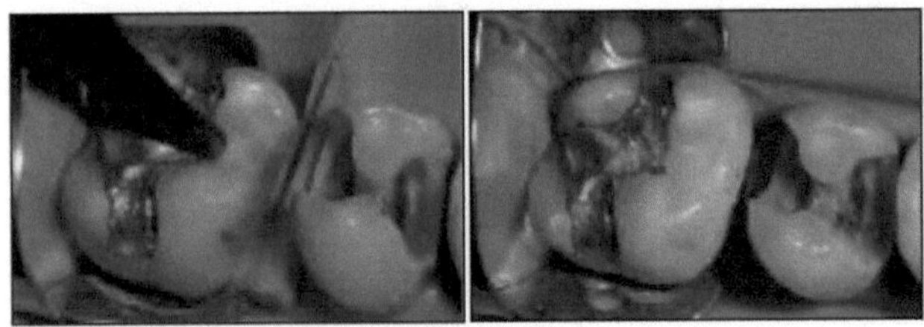

Fig 5.11 Fig 5.12

Fig. 5.9: (Uma vista oclusal para ver a extensão da entrada triangular na lesão. Na medida do possível, manter a resistência e a integridade do rebordo marginal). [16]

Fig. 5.10: (Se houver uma cavitação proximal efectiva através do esmalte, limpe ligeiramente as margens do esmalte sem alargar a cavidade mais do que o essencial. A cavidade pode agora ser condicionada, bem lavada e ligeiramente seca, pronta para a colocação do gic).[16]

Fig. 5.11: (O ionómero de vidro é colocado no local com uma pequena tira de Mylar como matriz).[16]

Fig. 5.12: (É colocado um gic autopolimerizável de alta resistência, e isto mostra a restauração concluída a partir da oclusão).[16]

Sítio 2, tamanho 1 - "ranhura[16, 18]

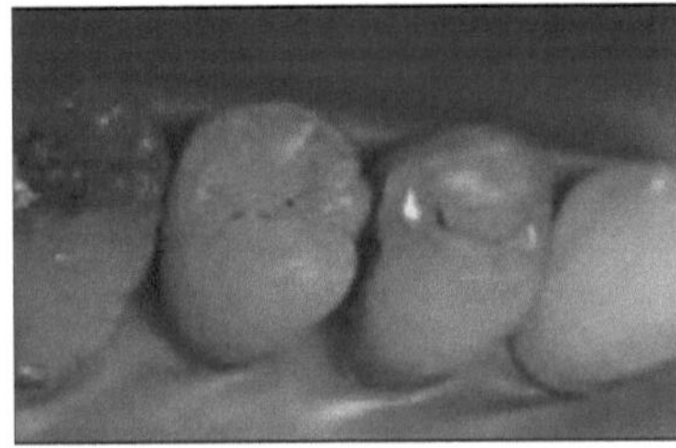

Fig. 5.13

Fig. 5.13: (Um modelo de laboratório que mostra um primeiro bicúspide com uma lesão proximal que é menos a mais de 2,0 mm da crista da crista marginal. Sugere-se que a conceção de uma cavidade com ranhura seria lógica).[16]

Um modelo de laboratório que mostra um primeiro bicúspide com uma lesão proximal que está a menos de 2 mm da crista do rebordo marginal. Sugere-se que um desenho de cavidade com ranhura seria lógico.

Uma abordagem alternativa é a preparação da cavidade do slot, que deve ser efectuada quando a lesão se encontra a menos de 2,5 mm da crista do rebordo marginal.

Instrumento necessário (ver **CAIXA A)**

Pequena broca cónica de diamante a alta velocidade intermédia (40.000 revs/min) com pulverização de ar/água, para abrir a inclinação exterior da crista marginal. Pequenas brocas redondas, tamanhos 008-016 para remoção de cáries.

Preparação e restauro

a) Abrir bucal e lingualmente apenas o necessário para identificar o esmalte cavitado.

b) Proteger o dente adjacente com uma banda de matriz metálica e deixá-la no sítio durante a restauração.

c) Utilize uma broca redonda pequena a uma velocidade lenta para remover a dentina infetada de toda a circunferência da lesão. Deixe a dentina afetada intacta na parede axial, uma vez que esta se remineralizará e protegerá a polpa.

d) Condicionar a cavidade e restaurar com o material selecionado.

e) Colocar a gic com uma cápsula ou uma seringa descartável para otimizar a adaptação à parede da cavidade.

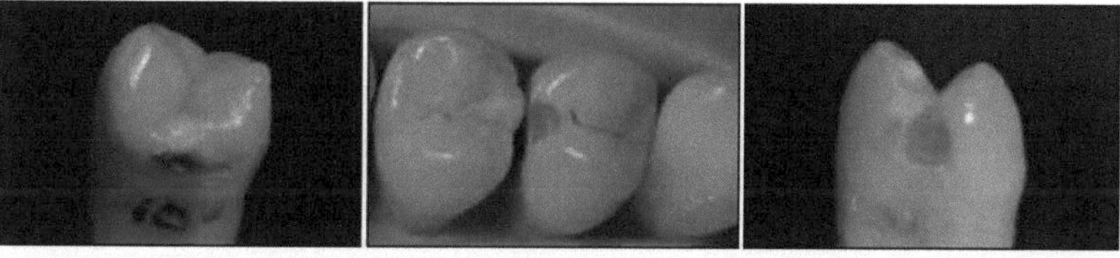

Fig 5.14 **Fig 5.15** **Fig 5.16**

Fig. 5.14: (O primeiro bicúspide, mostrando a lesão antes da montagem).[16]

Fig 5.15: (A cavidade foi agora preparada em toda a sua extensão, utilizando o instrumento recomendado na **Caixa D**. Note-se que ainda existe contacto entre os dois dentes adjacentes, porque a cavidade foi alargada apenas até ao esmalte totalmente desmineralizado).[16]

Fig. 5.16: (Uma vista proximal da cavidade preparada. Note-se que ainda existe algum esmalte desmineralizado na superfície proximal que se espera que remineralize).[16]

Local 2, tamanho 1 - "abordagem proximal[16]

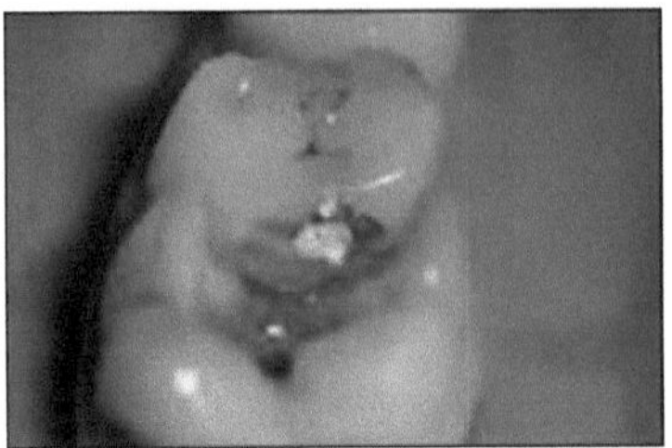

Fig. 5.17

Fig 5.17: (Um modelo de laboratório que mostra a superfície proximal do segundo pré-molar exposta pela preparação de uma cavidade grande de tamanho 3 no primeiro molar adjacente. Há vestígios de óxido de zinco e eugenol deixados na cavidade de um exercício anterior).[16]

Existe uma lesão na distal do segundo bicúspide que está agora disponível para restauração com uma remoção muito limitada da estrutura dentária sã. Existe um vestígio de óxido de zinco e eugenol deixado na cavidade de um tratamento anterior.

Quando a superfície proximal do dente se torna acessível aquando da preparação da cavidade num dente adjacente. A lesão pode ter sido revelada através de radiografias ou pode ser notada apenas durante a preparação da cavidade .[16]

Instrumento necessário (ver CAIXA A)

- Um pequeno diamante cónico é utilizado a alta velocidade sob um jato de ar/água para abrir a lesão do esmalte.
- Pequenas brocas redondas, tamanhos 008-016, para remoção de cáries e sem 3206 para polir.
- Utilizar uma broca de haste longa para acessos difíceis.
- O acesso a instrumentos manuais é limitado, mas pode ser utilizado o cinzel de duas lâminas MC I.

Preparação e restauro[16]

- Ampliar o acesso à lesão do esmalte utilizando uma pequena broca cónica de diamante a uma velocidade intermédia elevada sob pulverização de ar/água com boa iluminação e ampliação.
- Remover a dentina infetada com uma pequena broca redonda a baixa velocidade. Podem ser necessárias brocas com haste longa para a colocação correta da broca.
- Deixar a dentina afetada intacta na parede axial, pois esta irá remineralizar-se e proteger a polpa.
- Condicionar a cavidade e utilizar um comprimento curto de uma tira de Mylar ou de metal como matriz, apoiada conforme necessário para a cunha.
- Restaurar utilizando um gic radiopaco autopolimerizável de alta resistência para que possa ser monitorizado radiograficamente no futuro.

- Contornar e polir imediatamente antes de colocar a restauração adjacente.

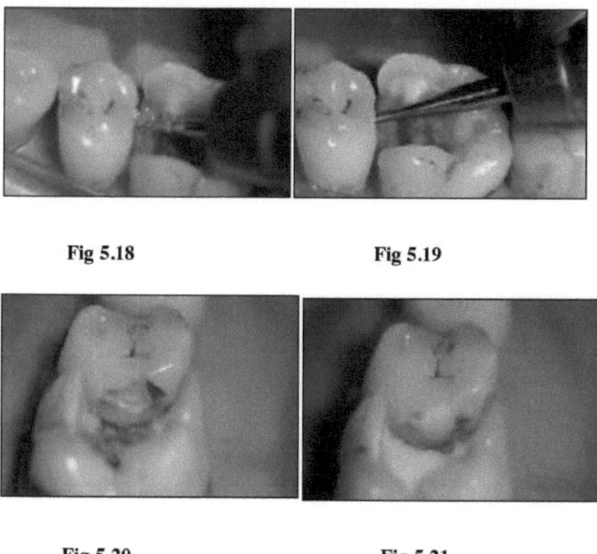

Fig 5.18 Fig 5.19

Fig 5.20 Fig 5.21

Fig. 5.18: (Está a ser utilizada uma pequena broca cónica de diamante para aceder à lesão a uma velocidade intermédia elevada sob pulverização de ar/água).[36]

Fig 5.19 (Uma broca endodôntica de haste longa está agora a ser utilizada para remover a dentina infetada remanescente).[36]

Fig 5.20 (O desenho completo da cavidade. Note-se que existe um esmalte desmineralizado em algumas áreas à volta da lesão; mas como estas superfícies ainda são lisas, espera-se que se remineralizem e, por isso, não precisam de ser removidas - desde que a doença esteja curada).[36]

Fig. 5.21: (A restauração concluída. Foi utilizada uma restauração de presa rápida de alta resistência, porque é radiopaca e não estará sob carga oclusal).[36]

Local 2, Tamanho 2

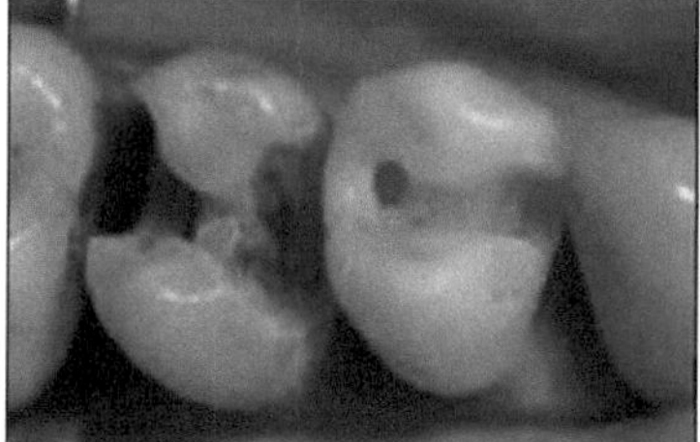

Fig. 5.22

Fig 5.22 :(Um modelo de laboratório, uma pequena lesão na mesial do primeiro bicúspide superior, em que uma amálgama antiga vai ser substituída por uma resina composta. Será utilizada uma técnica de laminação de ionómero de vidro para a restauração. Note-se que o sulco oclusal foi alargado até à dentina na distal para eliminar uma pequena quantidade de dentina desmineralizada relacionada com uma lesão precoce de tamanho 1 no contacto proximal distal).[16]

Uma pequena lesão na mesial do primeiro bicúspide superior, na qual um amálgama antigo deve ser substituído por resina composta.

Quando a restauração atinge estas dimensões, é provável que haja uma necessidade séria de laminar a base gica, porque a carga oclusal estará para além do que pode ser suportado com segurança a longo prazo apenas com o cimento.

SITE 3 LESÕES[16]

Esta lesão não requer restauração, mas necessita de um diagnóstico cuidadoso e de um planeamento do tratamento para que não progrida. A educação do paciente é de importância primordial, pois o paciente será o causador da lesão.

Local 3, lesão de tamanho 1

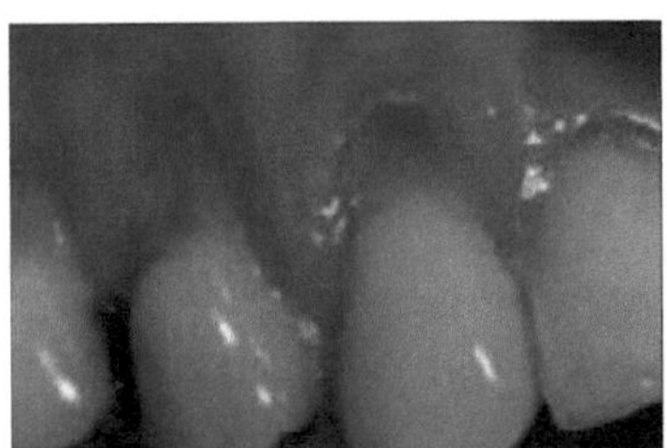

Fig. 5.23

Fig. 5.23 (Existem três lesões de erosão/abrasão nas margens vestibulares do canino e dois bicúspides. Embora sejam razoavelmente extensas, serão classificadas como tamanho 1, porque são relativamente simples de restaurar com uma placa de resina modificada).[16]

Existem três lesões de erosão/abrasão na margem vestibular do canino e de dois bicúspides.

O mais avançado nesta categoria será o resultado do avanço da erosão, abrasão ou abfracção. É sempre aconselhável eliminar a causa e selar a lesão antes que se torne demasiado profunda. O tratamento deve ser muito simples, porque o ionómero de vidro adere muito eficazmente à superfície esclerótica polida da raiz através do mecanismo de troca iónica .[16]

Instrumentos necessários (ver CAIXA A)

- Para a lesão de erosão não são necessários instrumentos, uma vez que a cavidade não deve ser preparada de todo.

- Para a pequena lesão cariosa, utilizar apenas uma pequena broca redonda, para limpar a parede o suficiente para permitir a adesão da permuta iónica.

Preparação e restauro

- Para a lesão de erosão, limpar ligeiramente com uma pasta de pedra-pomes e água numa pequena tampa de borracha para remover qualquer placa na superfície da lesão e para assegurar a adaptação completa do gic ao dente.

- Na presença de cáries activas, limpar as paredes em toda a circunferência, mas deixar a parede axial remineralizar-se sob a gica.

- Condicionar as superfícies da cavidade com ácidos poliacrílicos a 10% durante apenas 10 segundos, lavar bem e secar ligeiramente.

- Seringa o gic na superfície do dente e aplique a matriz para adaptar o material bem e positivamente à superfície do dente.

- Ativar a luz ou deixar o gic assentar. Polir a restauração depois de o gic ter amadurecido apenas se for essencial.

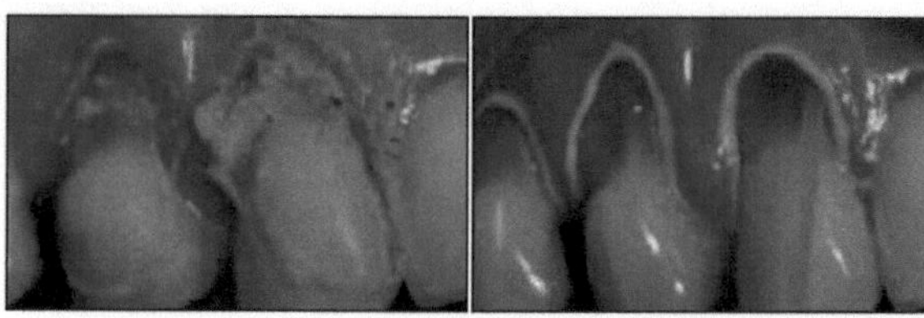

Fig 5.24 **Fig 5.25**

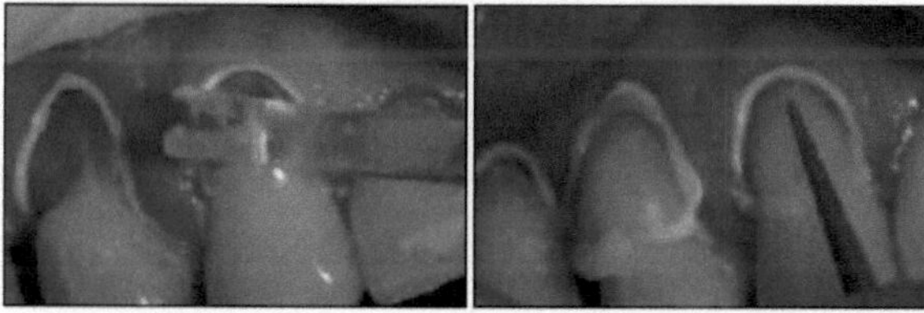

Fig 5.26 **Fig 5.27**

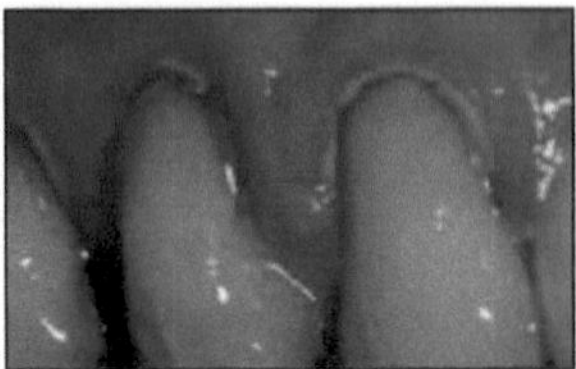

Fig 5.28

Fig. 5.24: (A superfície da lesão é ligeiramente esfregada com uma pasta de pedra-pomes e água para remover a película).[16]

Fig. 5.25: (Houve um ligeiro dano no tecido gengival durante a bombagem, pelo que foi aplicada uma pequena quantidade de ácido tricloroacético no tecido gengival para parar a hemorragia. A superfície pode ser condicionada com 10% de ácido poliacrílico durante 10 segundos para preparar a superfície para a adesão de permuta iónica)[16]

Fig. 5.26: (uma série de matrizes translúcidas foi testada e modificada antes da colocação do cimento para assegurar que o gic se adaptava positivamente ao dente).[16]

Fig 5.27: (O gic foi seringado para colocar a matriz adaptada e o cimento foi ativado por luz durante 20 segundos. Após a remoção da matriz, a restauração foi activada com luz durante mais 20 segundos, estando então pronta para ser contornada e aparada com brocas de diamante muito finas sob pulverização de ar/água).[16]

Fig. 5.28: (A mesma restauração após três anos).[16]

Local 3, Tamanho 2

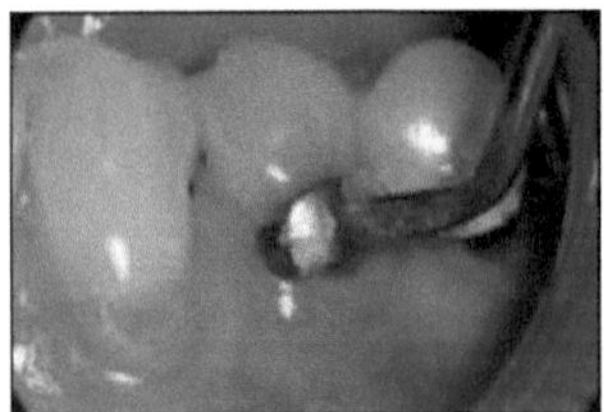

Fig. 5.29

Fig. 5.29: (Ao exame, a restauração de amálgama na gengiva do primeiro bicúspide parece estar um pouco fora da cavidade).[16]

Ao exame, a restauração de amálgama na gengiva do primeiro bicúspide parecia estar um pouco fora da cavidade. Essas lesões geralmente são cavidades resultantes de cáries ativas. Elas irão variar da lesão de tamanho 1 apenas em relação ao seu tamanho, e serão mais difíceis de restaurar.

Instrumento necessário (ver CAIXA A)[16]

- Para as lesões cariosas maiores, pode ser necessário alargar um pouco as margens utilizando uma pequena broca cónica de diamante.

- Utilizar uma pequena broca redonda para limpar as paredes o suficiente para permitir a adesão do permutador de iões.

Preparação e restauro[16]

- Na presença de cáries activas, limpar as paredes à volta de toda a circunferência, mas deixar a parede axial remineralizar-se sob condições gicas.

- Condicionar a superfície da cavidade com ácidos poliacrílicos a 10% durante apenas 10 segundos, lavar bem e secar ligeiramente.

- Selecionar uma matriz adequada e executar conforme necessário.

- Misturar o material adequado, numa cápsula de preferência.

- Seringar o gic na superfície do dente e aplicar a matriz para adaptar bem e positivamente o material à superfície do dente.

- Ativar a luz ou deixar o gic assentar. Verificar o acesso à volta da periferia da matriz para ver se está bem assente.

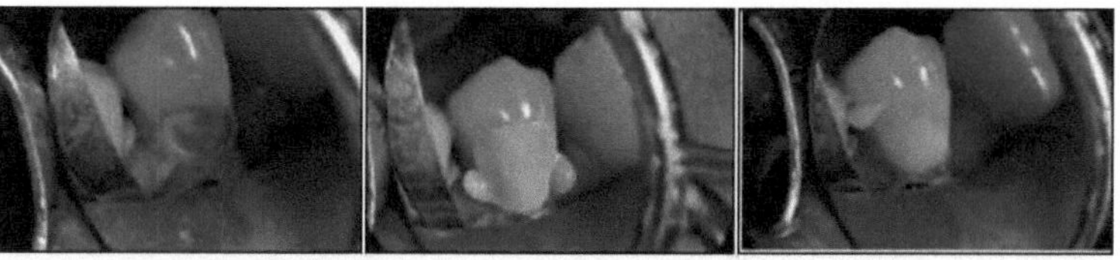

Fig 5.29 **Fig 5.30** **Fig 5.31**

Fig. 5.29: (A amálgama solta foi removida e a cavidade foi limpa e condicionada, estando pronta para a colocação de gic).[16]

Fig. 5.30: (Uma matriz de estanho macio foi ajustada à forma e o cimento autopolimerizável do tipo ii.i foi seringado na cavidade. A matriz foi colocada de modo a assegurar uma pressão positiva para adaptar o cimento ao pavimento e às paredes da cavidade).[16]

Fig 5.31: (O excesso de cimento à volta da matriz foi utilizado para testar o grau de presa do gic. Quando estava suficientemente duro para ser removido, a matriz foi removida e a restauração foi imediatamente pintada com resina de baixa viscosidade e esmalte, o que mostra a restauração concluída imediatamente antes da remoção do dique de borracha) .[16]

Local 3, Tamanho 3

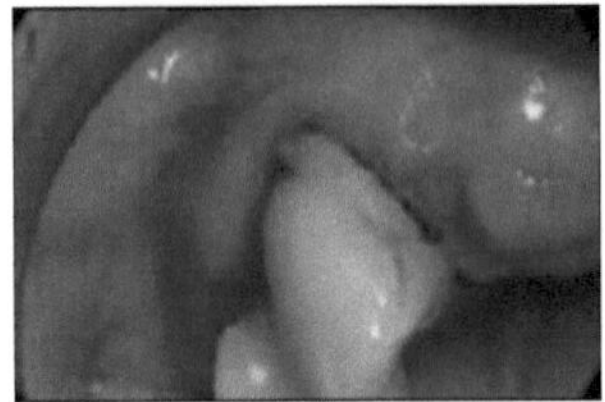

Fig. 5.32

Fig. 5.32: (Existe uma restauração de resina composta falhada na margem proximal gengival do canino superior. A lesão do local 3 é geralmente uma cárie radicular interproximal; assim, apesar de o acesso ser simplificado pela perda do dente adjacente, este recebe a mesma classificação) [16]

Existe uma restauração de resina composta falhada na margem proximal gengival do canino superior. Estas lesões são geralmente lesões da superfície radicular na superfície interproximal de dentes anteriores ou posteriores. (Mount 1988)

Instrumento necessário (ver CAIXA A)[16]

- Pequena broca cónica de diamante a alta velocidade intermédia (40.000revs/min) sob pulverização de ar/água.
- Pequenas brocas redondas, tamanhos 008-016, para remoção de cáries.
- Podem ser necessárias brocas redondas de haste longa para acesso profundo.
- O acesso aos instrumentos manuais é limitado.

Preparação e restauro[16]

- Introduzir a lesão por vestibular ou lingual, conforme a posição da lesão cariosa, utilizando a pequena pedra de diamante cónica a uma velocidade intermédia elevada sob pulverização de ar/água.
- Utilize um pequeno comprimento de matriz metálica para proteger o dente adjacente durante o trabalho. Coloque a matriz cuidadosamente ao colocar o cimento.
- Comece com uma ligeira oclusão da lesão e desloque-se para o interior e para a gengiva até a lesão ser claramente visível.
- Utilizar uma broca redonda pequena a uma velocidade lenta para remover toda a dentina infetada e desenvolver paredes limpas em toda a circunferência. Deixar a parede axial mesmo que esteja desmaterializada.
- Se possível, conservar o muro no lado oposto à entrada, de modo a proporcionar uma linha de chegada positiva para a restauração.
- Restaurar utilizando um gic radiopaco. Se o acesso estiver disponível para a colocação correta da luz activadora, utilize material modificado com resina.

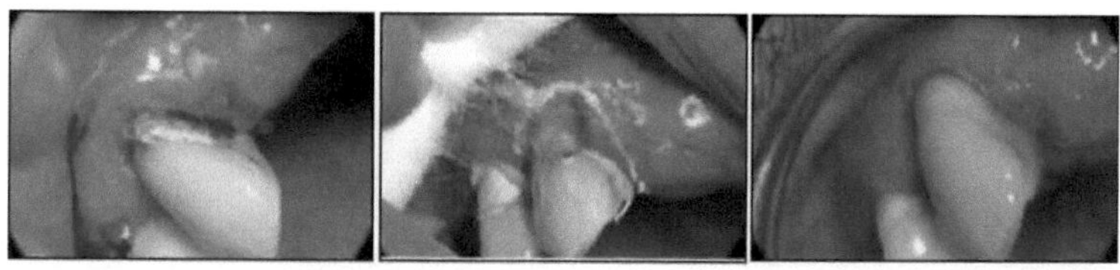

Fig 5.33 **Fig.5.34** **Fig 5.35**

Fig. 5.33: (A restauração foi removida e a fuga marginal tornou-se aparente, a superfície da raiz voltou a ficar cariada).[16]

Fig. 5.34: (O tipo ii.i auto cure gic foi utilizado para restaurar a lesão, porque havia necessidade de estética nesta posição).[16]

Fig. 5.35: (A restauração concluída cerca de 10 anos após a colocação).[16]

Local 3, tamanho 4

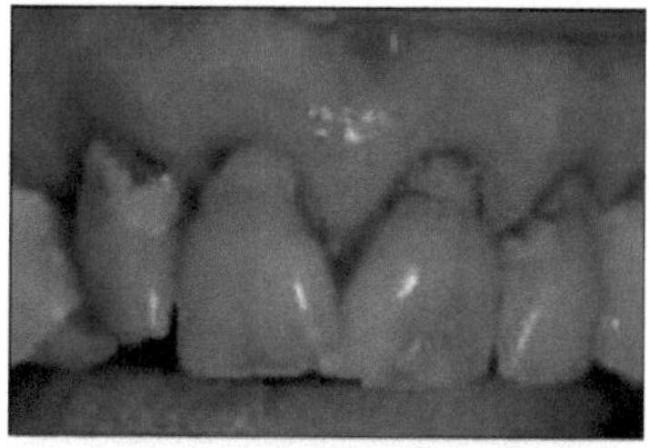

Fig 5.36

Fig 5.36: (Este paciente idoso está a sofrer de cáries radiculares desenfreadas. As restaurações existentes estão a falhar, e a lesão nos incisivos centrais e laterais deve ser classificada como de tamanho 4, porque cada uma envolve pelo menos três superfícies).[16]

Este paciente idoso está a sofrer de cáries radiculares galopantes. Serão feitos todos os esforços para tentar controlar a doença, mas se não tiver saúde, o problema é grande. As restaurações existentes estão a falhar e as lesões nos incisivos centrais e laterais devem ser classificadas como de tamanho 4, porque cada uma envolve pelo menos três superfícies. Numa situação em que uma lesão cervical envolve duas ou mais superfícies, será classificada como tamanho 4. O princípio básico permanecerá o mesmo que para a lesão de tamanho 3, mas o acesso e o desenho da cavidade serão um pouco mais complexos.

Instrumento necessário (ver CAIXA A)[16]

- Pequena broca cónica de diamante ou um cilindro de diamante a alta velocidade intermédia com pulverização de ar/água, para abrir a lesão.
- Broca redonda pequena de tamanho 008-016 para remoção de cáries.

- Pode ser necessária uma broca redonda de haste longa para acessos difíceis.

Preparação e restauro[16]

- Introduzir a lesão por vestibular ou lingual, conforme a posição da lesão cariosa, utilizando uma pequena pedra de diamante cónica a uma velocidade intermédia elevada sob pulverização de ar/água.

- Utilize um pequeno comprimento de matriz metálica para proteger o dente adjacente durante o trabalho. Coloque a matriz cuidadosamente ao colocar o cimento.

- Comece ligeiramente oclusal às lesões, e mova inerproximalmente e gengivalmente até que a lesão seja claramente visível. Sacrifique estrutura dentária suficiente e/ou restauração antiga para permitir o acesso e a formação de conveniência.

- Utilizar uma broca pequena para remover toda a dentina infetada e desenvolver paredes limpas em toda a circunferência. Deixar a parede axial, mesmo que esteja desmineralizada.

- A complexidade da cavidade exigirá a construção de uma matriz complexa.

- Restaurar utilizando cimento radiopaco. Se o acesso estiver disponível para a colocação correta da luz activadora, utilize um material modificado por resina.

- Aparar e contornar cuidadosamente após a colocação para garantir que não há saliência ou contorno excessivo.

- Selar com um selante de resina-esmalte ativado por luz de muito baixa viscosidade.

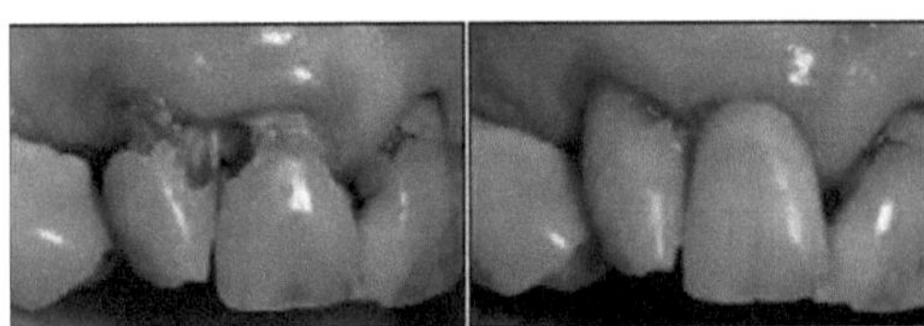

Fig 5.37 **Fig 5.38**

Fig. 5.37: (As cavidades preparadas, nas quais se teve o cuidado de assegurar que as margens estavam em estrutura dentária sólida, mas as paredes axiais foram deixadas como dentina desmineralizada devido ao receio de expor a polpa).[16]

Fig. 5.38: (As lesões foram restauradas com gic modificado com resina).[16]

KIT DE PREPARAÇÃO DE CAVIDADES DE INTERVENÇÃO MINIMAL (caixa A)

O conceito básico da medicina dentária de intervenção mínima é a preparação da estrutura natural do dente, tanto quanto possível. Se a doença tiver progredido para uma fase em que a superfície do esmalte ou da dentina radicular tenha sido cavitada, é necessária alguma forma de intervenção cirúrgica. No entanto, o desenho da cavidade deve limitar-se ao acesso à lesão e à remoção da dentina infetada, seguida de selagem da margem para evitar microinfiltrações.

Brocas de diamante - para serem utilizadas a uma velocidade intermédia alta

	N.º do catálogo	**ISO#**
1) Broca cónica muito fina	80μ #8107	806.314.159.524
para explorar as fissuras	25μ#3107	806.314.159.514
2) Diamante cónico para	80μ #8206	806.314.168.524
Alargar uma cavidade	25μ#3206	806.314.168.514
3) Cilindro de diamante para	80μ #8214	806.314.107.524
Alargar mais e limpar o	25μ#3214	806.314.107.514
Paredes de laminação		

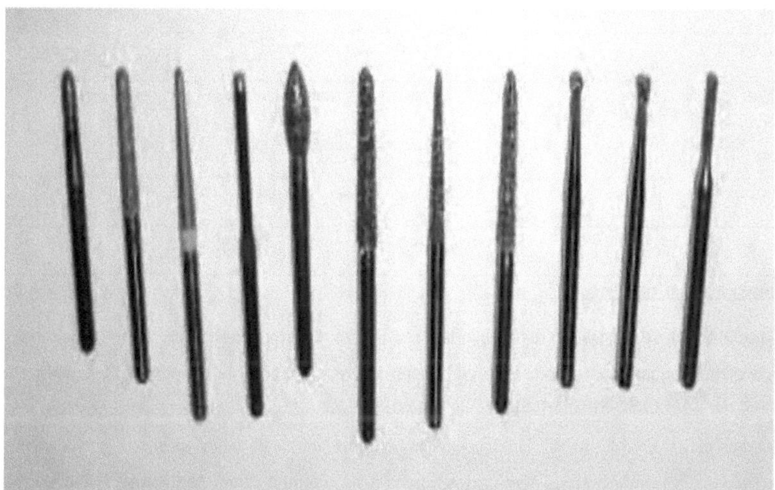

O kit completo de brocas de diamante recomendado para uma preparação cavitária mínima.[16]

5. MODALIDADES RECENTES DE PREPARAÇÃO DA CAVIDADE

No início do século passado, quando foram estabelecidas as primeiras diretrizes da medicina dentária operatória, o termo "escavação de cárie" foi definido como sinónimo de "preparação da cavidade", que por sua vez consistia no "tratamento mecânico das lesões dentárias produzidas pela cárie dentária, da forma que melhor se adaptasse à parte remanescente do dente para receber uma obturação". A partir desta definição, parece que os procedimentos de escavação de cáries eram considerados como um dos muitos passos obrigatórios para preparar um dente para receber o material de enchimento[19].

Nos últimos anos, as técnicas emergentes da medicina dentária operatória dedicadas à invasão mínima e ao sacrifício mínimo da estrutura dentária sã foram exploradas e documentadas, e tornaram-se parte da medicina dentária convencional. À medida que novas técnicas surgem e são adaptadas às disciplinas dentárias, a intenção e o objetivo habituais da tecnologia original mudam frequentemente no decurso da adaptação. A microdentisteria, a ciência dentária de diagnosticar, intercetar e tratar a cárie dentária ao nível microscópico, está agora a emergir como uma ferramenta operativa na microdentisteria de base científica.[20]

CLASSIFICAÇÃO DAS DIFERENTES TÉCNICAS DE CORTE

Categoria	Técnica
Técnico, rotativo	Peça de mão + brocas
Técnico, não rotativo	Escavadoras manuais, abrasão a ar, polimento a ar, Ultra-sons, abrasão Sono
Químico-Mecânico	CaridexT^{m}, CarisolvT^{m}, Enzimas.
Foto-ablação	Lasers

1) <u>Escavação convencional com brocas[19]</u>

Brocas de aço-carbono ou de carboneto de tungsténio: As brocas de carboneto de tungsténio substituíram as brocas de aço-carbono quando o processo de endurecimento do aço com carboneto de tungsténio foi introduzido na indústria de brocas dentárias. As partículas microscópicas de carboneto de tungsténio são mantidas juntas numa matriz de cobalto ou níquel na cabeça (extremidade de trabalho) da broca. A cabeça tem arestas de corte típicas em espiral com ou sem cortes transversais adicionais para melhorar a eficiência do corte. As brocas de aço-carbono possuem as mesmas propriedades de remoção de cáries que as brocas de carboneto de tungsténio e são menos dispendiosas, mas são muito mais propensas à corrosão e ao embotamento.

Brocas poliméricas[19] : Numa tentativa de desenvolver um instrumento rotativo de remoção selectiva de cáries, foi fabricada uma broca "plástica" de um polímero de poliamida/imida (PAI), com propriedades mecânicas ligeiramente inferiores às da dentina sã. No entanto, rapidamente se tornou claro que, se a broca tocar em dentina sã ou afetada por cáries, rapidamente se torna baça e produz uma vibração indesejável, impossibilitando a continuação do corte. A versão comercial destas brocas (SmartPrep, SSWhite Burs;

Lakewood, NJ, EUA) era constituída por um polímero (PEKK - poliéter-cetona-cetona) com uma dureza particular de 50 KHN, superior à dureza atribuída à dentina cariada (0 a 30 KHN), mas inferior à da dentina sã (70 a 90 KHN).103 Ao contrário das brocas de carbeto convencionais, as suas arestas de corte não eram espiraladas, mas sim rectas.

A desvantagem era que, ao manter a recomendação de escavar a cárie do centro para a periferia, a fim de evitar o contacto com o tecido dentário sadio, a broca seria prematuramente e irreversivelmente danificada.

Vantagem

Foi dito que a anestesia local não era necessária, com base na afirmação de que estas brocas de plástico removeriam apenas a dentina cariada insensível, mole e necrótica (dentina infetada pela cárie), deixando a camada sensível desmineralizada e não infetada (dentina afetada pela cárie).

Brocas de cerâmica[19] : Uma nova linha de instrumentos de corte rotativos de baixa velocidade feitos de materiais cerâmicos está agora disponível comercialmente para a remoção de dentina cariada. As CeraBurs (Komet-Brasseler; Lemgo, Alemanha) são brocas redondas totalmente em cerâmica feitas de zircónia estabilizada com alumina e ítria e estão disponíveis em diferentes tamanhos de diâmetro (Fig. 6.1).

Vantagens: O fabricante afirma que, para além da sua elevada eficiência de corte em dentina mole infetada, a utilização deste instrumento para a remoção de cáries substitui o explorador e a colher de escavação (normalmente necessários para avaliar o grau de remoção da cárie), proporcionando simultaneamente uma sensação tátil, reduzindo assim a preparação.

Desvantagem: No entanto, um aspeto importante a salientar - e que se aplica a todos os tipos de instrumentos de broca - é a sua inespecificidade.

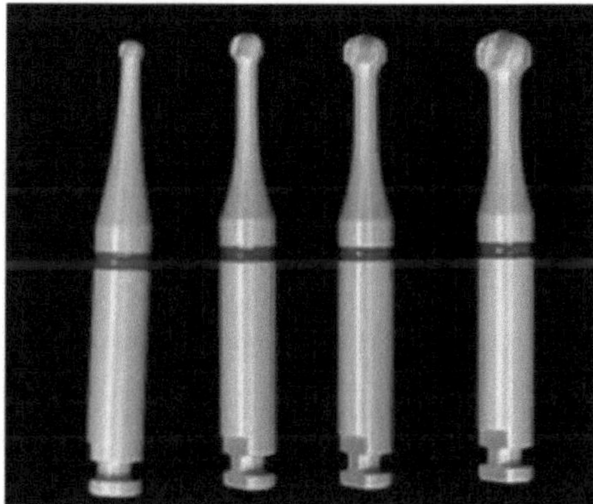

Figura 6.1

CeraBurs com diferentes diâmetros. 10, 12, 14 e 28 mm de diâmetro, da esquerda para a direita.[20]

2) Corantes reveladores de cáries[19]

0,5% de fucsina básica numa base de propilenoglicol: Um dos primeiros corantes reveladores de cáries baseava-se numa solução de fucsina básica a 0,5% em propilenoglicol e afirmava-se que manchava exclusivamente a camada cariada superior, irreversivelmente destruída, permitindo a diferenciação do que poderia ser deixado na cavidade. O mecanismo desta coloração diferencial foi inicialmente atribuído à desnaturação irreversível do colagénio da dentina infetada por cárie, causada pela quebra das ligações cruzadas intermoleculares através do ácido lático bacteriano. Mais tarde, a coloração diferencial foi atribuída mais a diferenças no grau de mineralização na lesão cariosa do que a ser específica para fibrilas de colagénio desnaturadas. O mecanismo exato para a coloração diferencial é, no entanto, ainda desconhecido.

Foram também levantadas algumas preocupações quanto aos possíveis efeitos carcinogénicos da fucsina para uso intra-oral, razão pela qual se procuram corantes alternativos para a revelação de cáries.

Vermelho-ácido a 1% em base de propilenoglicol: Embora uma solução ácido-vermelha a 1% (Caries Detetor, Kuraray; Tóquio, Japão) tenha sido lançada como uma alternativa à fucsina para uso intra-oral69 , foram relatadas inconsistências clínicas ao avaliar a presença de tecido corado na JDE por meio do método de sondagem tátil habitual. Além disso, foi demonstrado que uma solução ácido-vermelha a 1% pode levar à coloração da dentina clinicamente considerada "sã", com um diagnóstico falso positivo de 30% de cárie residual. De facto, tem sido referido que a dentina circumpulpar sã absorve mais facilmente a mancha, devido ao seu menor grau de mineralização.

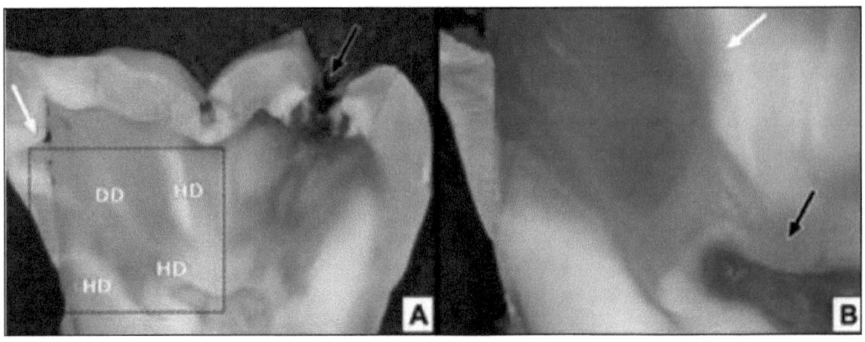

Fig.A 6.2-(Secção mesiodistal de um dente com cárie de dentina oclusal (seta preta) e uma lesão aproximada (seta branca). DD=dentina desmineralizada; HD=dentina hipermineralizada.)[20] Fib B 6.3-(Maior ampliação da área pontilhada na fig. 5A após coloração com solução de ácido 1% vermelho em propilenoglicol.[20]

Revisão da literatura sobre corantes reveladores de cáries

Piva E em 2002 verificou que . Concluiu-se que os corantes para deteção de cáries não aumentaram a microinfiltração dos materiais adesivos testados.[21]

Iwami Y, em 2005, afirmou que as taxas de deteção bacteriana da dentina cariada diminuíam à medida que a dentina cariada corada com o corante aumentava.[22]

Hosoya Y et al., em 2008, concluíram que os corantes podem ser utilizados clinicamente para evitar a remoção excessiva de dentina afetada por cáries ou de dentina sã em dentes permanentes, mas não em dentes decíduos.

[23] **Akbari M** et al., em 2012, afirmaram que tanto a DIAGNOdent Pen como o corante detetor de cáries podem ser considerados como adjuvantes na deteção de cáries residuais em cavidades preparadas. No entanto, a utilização do dispositivo de fluorescência a laser pode fornecer resultados mais consistentes com o exame tátil, ao passo que confiar no corante detetor de cáries pode resultar na remoção excessiva de tecido dentário, aumentando assim o risco de exposição pulpar .[24]

3) Métodos quimio-mecânicos:

A) Agentes à base de hipoclorito de sódio[25,26,27,28,29]

Em 1970, Goldman e Kronman relataram a possibilidade de remover material cariado quimicamente usando N- monocloroglicina (NMG, GK- 101). O sistema foi originalmente comercializado nos EUA na década de 1980 como **Caridex**. Consistia em duas soluções:

Solução I: Hipoclorito de sódio

Solução II: Glicina, ácido aminobutírico, cloreto de sódio e hidróxido de sódio.

Modo de utilização:

A solução era misturada imediatamente antes da utilização para obter o reagente de trabalho (pH 11), que era estável durante uma hora. Também estava disponível um sistema de aplicação que consistia num reservatório para a solução, um aquecedor e uma bomba que passava o líquido aquecido à temperatura corporal através de um tubo para uma peça de mão e uma ponta aplicadora que tinha várias formas e tamanhos. A solução era aplicada na lesão cariosa por meio deste aplicador que era utilizado para soltar a dentina cariada por uma ação de raspagem suave; os detritos juntamente com a solução gasta eram removidos por aspiração. A aplicação foi continuada até que a dentina remanescente fosse considerada sã por critérios clínicos tácteis normais.

O reagente removeu seletivamente a dentina cariada, deixando-a com muitas saliências e cortes inferiores; as escamas de dentina eram uma caraterística frequente da superfície formada e os túbulos dentinários estavam tanto patentes como ocluídos.

Mecanismo de ação:

O principal modo de ação baseia-se na utilização de hipoclorito de sódio, um agente proteolítico não específico, e na interação eficaz de 3 aminoácidos com a dentina cariada, removendo os componentes orgânicos à temperatura ambiente. Inicialmente, pensava-se que o procedimento envolvia a cloração do colagénio parcialmente degradado e a conversão da hidroxiprolina em ácido pirrole-2-carboxílico, que inicia a rutura das fibras de colagénio e um amolecimento seletivo da camada externa da dentina cariada. Devido ao pH elevado, apenas a fase orgânica da dentina é afetada. Recentemente, foi sugerido que a clivagem por oxidação de resíduos de glicina também poderia estar envolvida.

Vantagens:

a) Reduz a necessidade de anestesia local.

b) Conservação de uma estrutura dentária sólida.

c) Redução do risco de exposição à polpa.

d) Adequado para o tratamento de pacientes ansiosos ou clinicamente comprometidos, bem como para a dentisteria pediátrica.

Limitações:

a) Podem ainda ser necessários instrumentos rotativos e/ou manuais para a remoção de tecido ou material que não seja colagénio de dentina degradado.

b) Foi necessário um grande volume de solução (200-500 ml).

c) O procedimento foi lento e aumentou o tempo clínico.

d) O sabor era desagradável.

Sistema Carisolv: Para ultrapassar as desvantagens e melhorar a eficácia da remoção de cáries, foi introduzida uma nova técnica no final de 1997, baseada no sistema Caridex. Foi denominada CARISOLV (Medi Team).

O Carisolv é um material relativamente novo e é um sistema à base de gel. Consiste em dois géis à base de carboximetilcelulose.

Gel vermelho contendo:

I) 0,1M aminoácidos (ácido glutâmico, leucina, lisina)

II) NaCl throcin (torná-lo visível)

III) NaO

O gel contém: Hipoclorito de sódio (0,5%w/v)

Modo de utilização:

Os dois géis são misturados em partes iguais à temperatura ambiente antes da utilização e, em seguida, aplicados, utilizando um instrumento manual, na dentina cariada exposta e deixados durante 60 segundos antes de se proceder a uma abrasão suave mas firme da dentina amolecida para deixar uma cavidade dura e sem cáries. A sua eficácia começa a deteriorar-se após 20 minutos. Mais recentemente, foi introduzido um novo sistema de mistura de seringa dupla que contém material suficiente para 10-15 tratamentos. Este sistema dispensa a quantidade exacta através de uma ponta descartável e pode manter-se ativo durante um mês se for guardado no frigorífico depois de aberto.

Mecanismo de ação:

O pH da solução é de 11 e postula-se que os grupos carregados positiva e negativamente nos aminoácidos se tornam clorados e perturbam ainda mais a ligação cruzada do colagénio na matriz da dentina cariada.

Vantagens:

a) A consistência de gel permite o acesso das moléculas activas à dentina durante um período mais longo do que a solução de irrigação equivalente no sistema caridex.

b) O gel tem uma ação de lubrificação mecânica para o instrumento manual que também ajuda na remoção da dentina amolecida.

c) Aumento da adesão dos doentes.

d) O volume de gel necessário é inferior a 1 mm e permite um melhor contacto com a lesão cariosa.

e) Não necessita de aquecimento nem de um sistema de distribuição.

f) Mais fácil de utilizar do que o Caridex.

g) Reduz a necessidade de anestesia local.

h) Adequado para o tratamento de pacientes ansiosos ou clinicamente comprometidos.

Limitações:

a) Tempo de funcionamento prolongado.

b) Continuam a ser necessários instrumentos operativos mais convencionais.

Propriedades de dois agentes quimio-mecânicos de uso corrente[25] : -

	Caridex	**Carisolv**
Solução I	1% NaOCI	0,5% NaOCI
Solução II	0,1M ácido amino butírico glicina 0,1 M NaOCI 0,1 NaOH	0,1 M glutâmico ácido/ lisina/leucina NaOCl NaOH
Tinta	-	Eritrocina (cor-de-rosa)
Ph	11	11
Físico propriedades	Líquido	Gel
Volume necessário	100-500ml	0,2 - 1,0 ml
Tempo	5-15 minutos	5-15 minutos
Equipamento	Unidade aplicadora	Nenhum
Instrumentos	Dicas para aplicadores	Especialmente concebido
O tempo de preparação permanece ativo após a mistura	1 hora	20 minutos

B) *Escavação de cáries à base de pepsina*[30]

Um novo gel experimental constituído por pepsina num tampão de ácido fosfórico/bifosfato de sódio está a ser considerado como um agente de escavação de cáries quimio-mecânico alternativo (SFC- VIII, 3M ESPE; Seefeld, Alemanha). A principal vantagem desta nova solução à base de enzimas é que pode ser mais específica, digerindo apenas o colagénio desnaturado (após a perda da integridade da tripla hélice) do que os agentes à base de hipoclorito de sódio. De acordo com o fabricante, o ácido fosfórico dissolve o componente inorgânico da dentina cariada, ao mesmo tempo que dá à pepsina acesso à parte orgânica da biomassa cariada para dissolver seletivamente o colagénio desnaturado. Para evitar a escavação excessiva, o gel SFC-VIII deve ser utilizado em combinação com um protótipo de instrumento de plástico com uma dureza entre a da dentina sã e a da dentina infetada. Sabe-se que a cárie de dentina presa, fortemente pigmentada, é mais resistente à digestão da pepsina, mas este facto não parece representar uma grande desvantagem para o método. Uma avaliação por micro-CT de raios X de dentes cariados escavados com SFC-V revelou que o novo gel enzimático de remoção de cáries foi capaz de remover volumes equivalentes de dentina cariada Carisolv. A Figura A-E mostra cortes de renderização de volume baseados em dados de micro-CT de um dente cariado antes e depois da escavação de cárie com SFC- VIII auxiliada pelo protótipo de instrumento plástico. O SFC-VIII removeu seletivamente a dentina cariada, deixando dentina residual com uma densidade mineral aceitavelmente elevada (1,18 a 1,44g/cm3). A Figura 7 mostra o protótipo do instrumento de plástico (Star v 1.8, 3M ESPE) antes e depois da escavação de cárie. Outros encontraram fibrilhas de colagénio intertubular parcialmente desmineralizadas e alguma oclusão dos túbulos após o tratamento de cáries de dentina formadas artificialmente com um agente de escavação de cáries à base de pepsina.

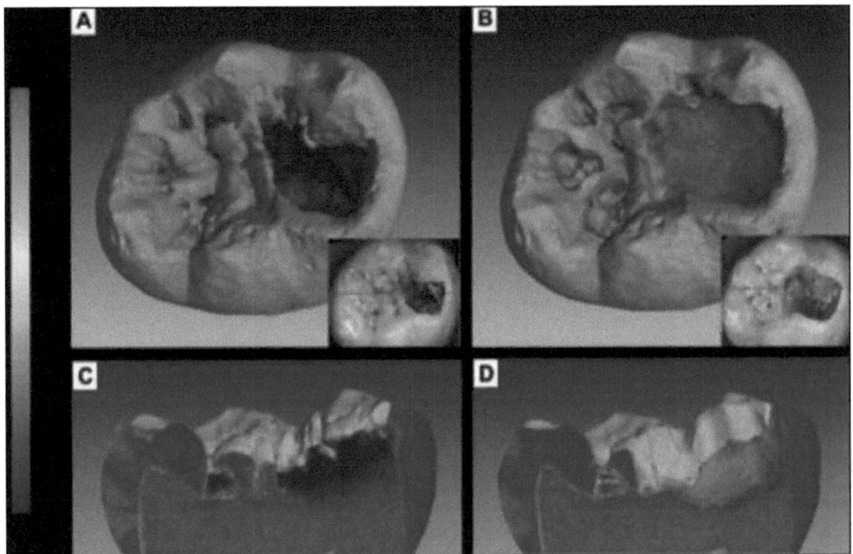

Fig A 6.4: Renderização de volume baseada em dados de micro-CT de raios X (vista oclusal) de um dente com cáries de dentina (inserir: vista estereomicroscópica) .[30]

Fig B 6.5: Renderização de volume baseada em dados de micro-CT de raios X do mesmo dente após escavação com a ajuda de um gel à base de pepsina e um instrumento de plástico especialmente concebido (SFCVIII, 3M ESPE) (inserir: vista estereomicroscópica) .[30]

Fig C 6.6: Renderização de volume baseada em dados de micro-CT de raios X de um corte (correspondente à linha pontilhada na Fig 6A antes da escavação, mostrando a extensão da lesão na dentina (azul = lesão cariosa; verde = dentina sã) .[30]

Fig. D 6.7: Renderização de volume baseada em dados de micro-CT de raios X de uma fatia (correspondente à linha ponteada na Fig. 6B após a escavação, mostrando a extensão da dentina escavada (azul = lesão cariosa; verde = dentina sã) .[30]

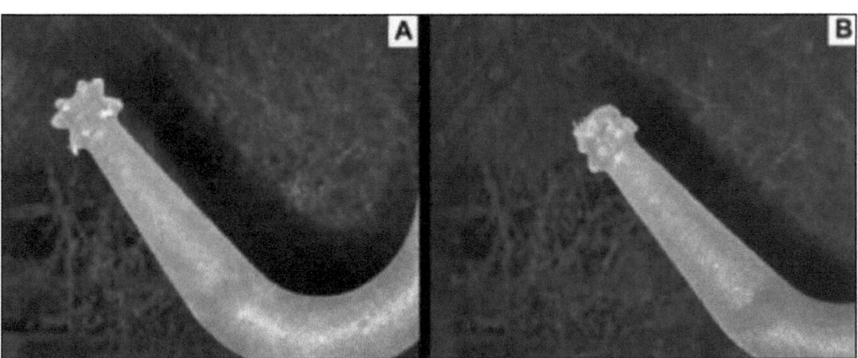

Fig A 6.8: Instrumento de plástico de utilização única destinado a ser utilizado com o gel enzimático à base de pepsina (SFC-VIII, 3M ESPE) .[30]

Fig. B 6.9: O mesmo instrumento após utilização no dente representado na Fig. B, mostrando um completo embotamento após o procedimento de escavação .[30]

Revisão da literatura sobre agentes químico-mecânicos

Roth KK, em 1989, verificou que, mesmo após a aplicação do sistema durante 30 minutos, o sistema Caridex, por si só, não produzia resultados satisfatórios .[31]

Barwart O, em 1991, não revelou qualquer diferença significativa entre o GK-101E e a água, no que respeita à força e ao número de escavações e ao tempo necessário para a remoção de cáries .[32]

Romand-Roeloffs N, em 1991, descobriu que o sistema Caridex pode dissolver parcialmente a dentina cariada, mas deixa para trás superfícies manchadas, bem como parte da dentina infiltrada por bactérias .[33]

Vougiouklakis G et al., em 1998, relataram que o Caridex reduz a dor e a ansiedade do paciente, mas também tem limitações. Não pode substituir totalmente os métodos convencionais de remoção de cáries e preparação da cavidade. Pode ser utilizado como um método suplementar para a remoção de cáries, mas também é necessário equilibrar um tempo de tratamento um pouco mais longo com as suas vantagens .[34]

A.K. Munshi et al., em 2001, afirmaram que o Carisolv®, uma técnica virtualmente indolor e não invasiva de remoção de cáries, parece ser de potencial interesse para utilização em dentisteria pediátrica clínica e em combinação com o tratamento restaurador atraumático de cáries dentárias em grandes populações .[35]

Priya Subramaniam et al., em 2008, indicaram que a eficácia antimicrobiana do Carisolv™ era comparável à da perfuração convencional e pode ser utilizada como uma alternativa adequada para a remoção de cáries, especialmente em crianças .[36]

Bittencourt ST et al,.em 2010, indicam que a quantidade de cálcio removida com Papacárie afecta apenas a componente cariada dos dentes. Isto está de acordo com os princípios da preparação da cavidade e segue a filosofia atual da medicina dentária preventiva.[37]

Yoshishige Yamada et al., em 2010, afirmaram que não são necessárias altas concentrações de NaOCl para remover detritos orgânicos. Por conseguinte, o Carisolv pode ser um bom candidato para a limpeza de fissuras, uma vez que contém uma baixa concentração de NaOCl e produz cloraminas, que são agentes antibacterianos eficazes.[38]

M. Ganesh et al., em 2010, indicam que a eficácia clínica do Carisolv e do Papacarie como agentes CMCR com vantagens importantes adicionais, como o facto de não serem traumáticos para os pacientes receosos e de preservarem a estrutura dentária saudável, estes agentes são uma excelente promessa na prática dentária futura.[39]

Kumar J em 2012 Carisolv e Papacarie têm uma eficácia clínica semelhante como agentes quimiomecânicos para a remoção de cáries dentárias.[40]

Viral PM et al., em 2013, verificaram que o Papacarie era clinicamente mais eficiente na remoção de cáries, mas apresentava significativamente mais fugas marginais do que o Carisolv .[41]

Goomer P_in 2013 : concluiu-se que a remoção químico-mecânica de cáries com Carisolv foi considerada uma medida eficaz de remoção de cáries e pode ser considerada uma alternativa viável a procedimentos dolorosos como o airotor na gestão de cáries dentárias, especialmente em crianças.[42]

Ramamoorthi S em 2013 Em conclusão, nenhum dos métodos CMCR causou uma alteração significativa na microdureza da dentina normal e da dentina cariada tratada .[43]

Hamama HH, em 2013, descobriu que o método de remoção de cáries quimomecânico à base de papaína (Papacarie) é uma alternativa fiável à remoção de cáries convencional rotativa e à base de NaOCl (Carisolv).[44]

Li R, em 2014, constatou que Não houve diferença estatisticamente significativa no RCC entre o grupo do Carisolv e o grupo dos instrumentos rotativos; no grupo do Carisolv, o tempo de tratamento (min) foi significativamente mais longo, independentemente de a cárie estar localizada na área coronal ou radicular, enquanto a utilização de anestesia local foi menor. Em comparação com os instrumentos rotativos, o Carisolv não registou um aumento do CCR. O Carisolv reduziu a utilização de anestesia local, embora o tempo de tratamento tenha sido mais longo.[45]

Bussadori SK em 2014 descobriu que Papacàrie e Carisolv não são citotóxicos para as células de fibroblastos da polpa. Além disso, estes produtos estimulam os fibroblastos a produzir osteonectina, levando provavelmente à formação da matriz dentinária. Estes resultados confirmam a utilização segura e benéfica de ambos os géis em técnicas minimamente invasivas.[4]

4)Escavação por sono-abrasão :[19]

A escavação de cáries por "sono-abrasão" baseia-se na utilização de pontas de corte acopladas a uma peça de mão de alta frequência, sónica, com um escalador de ar sob arrefecimento a água. A peça de mão oscila na região sónica (<6,5 kHz), enquanto as pontas executam um movimento elíptico. Deve ser aplicada uma força de binário máxima de 2 N; caso contrário, a eficiência de corte é reduzida devido ao amortecimento das oscilações.

A escavação por sono-abrasão com pontas diamantadas mostrou-se tão eficiente (tempo necessário para a escavação) como a escavação manual convencional com colheres dentárias, mas ainda assim mais demorada do que o método de escavação com brocas de carboneto. Relativamente à remoção de cáries, a eficácia da sonoabrasão com base na sua assinatura de autofluorescência mostrou uma tendência para subpreparar cavidades cariosas. A topografia da superfície da dentina após a escavação por sono-abrasão com pontas diamantadas revelou relativamente pouca ou mesmo nenhuma evidência de formação de smear layer. De acordo com outro estudo, qualquer camada de smear layer produzida tende a ser mais fina do que a produzida por brocas de diamante/carboneto, o que pode ser vantajoso para a eficácia da adesão dos chamados adesivos autocondicionantes suaves, em particular. Mais recentemente, foi lançado o **sistema Cariex** (Kavo Dental; Biberach, Alemanha), que inclui dois conjuntos de pontas de corte: duas pontas revestidas a diamante com diâmetros diferentes para a preparação do esmalte e duas pontas de carboneto de tungsténio com diâmetros diferentes para a escavação da dentina. No entanto, a eficácia e a eficiência destas novas pontas de carboneto de tungsténio na remoção de dentina cariada ainda não foram exploradas.

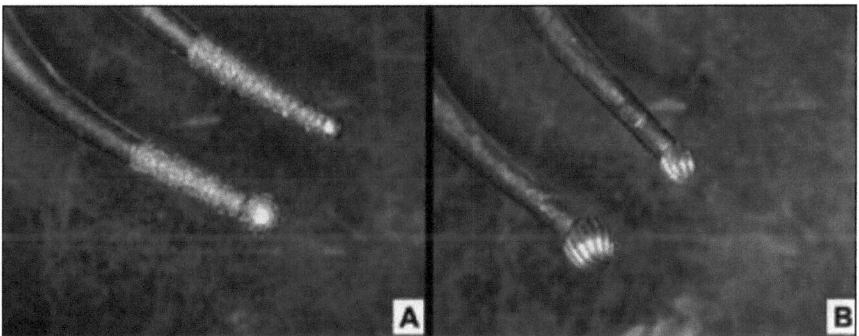

Fig A 6.10 Pontas revestidas a diamante Cariex para preparação do esmalte .[19]

Fig B 6.11 Pontas de carboneto de tungsténio Cariex para escavação de dentina .[19]

Rewiev de Litreature

Lupi-Pegurier L et al, em 2004, concluíram que não se registaram diferenças significativas entre os três tipos de preparação do esmalte utilizando o condicionamento ácido. A sono-abrasão pode ser utilizada para preparar o esmalte dentário antes de selar o dente, mas não elimina a necessidade de condicionamento ácido[47]

Oliveira MT, em 2007, verificou que a preparação da dentina com sono-abrasão ou laser não afectou a resistência de união, enquanto que a preparação da dentina com papel de SiC e airabrasão influenciou a resistência de união para alguns sistemas.[48]

Almeida Neves A, em 2011, verificou que a sono abrasão remove ou ajuda a remover o tecido infetado pela cárie de forma tão selectiva quanto possível, sendo minimamente invasiva através da preservação máxima do tecido afetado pela cárie.[49]

5)Escavação por abrasão a ar :[50]

A abrasão a ar é uma tecnologia dentária antiga que está a encontrar um novo lugar na medicina dentária moderna e científica.

No final dos anos 40 e início dos anos 50, **o Dr. Robert B. Black** desenvolveu instrumentos e técnicas de abrasão a ar aplicáveis à filosofia dentária da sua época. Black investigou métodos de preparação dos dentes que eliminariam o trauma e o desconforto associados aos instrumentos rotativos. Os seus trabalhos e investigações resultaram na unidade de abrasão a ar original, a unidade S.S. White AirDent (SSWhite, Lakewood, NJ).

A abrasão a ar é uma forma de energia cinética. A energia cinética, aplicada sob a forma de micro abrasão a ar, segue o caminho de menor resistência, procurando a estrutura dentária insalubre e expondo a cárie subjacente. A abrasão a ar tende a funcionar linearmente, mas a abrasão a ar também pode seguir a estrutura dentária insalubre, rodando em ângulos superiores a 90^0 à medida que as lesões cariosas são encontradas e desviando o fluxo de ar abrasivo para as estruturas hipocalcárias.

A microabrasão a ar funciona através do fornecimento de um fluxo de abrasivos microscópicos de óxido de alumínio através de um bocal minúsculo sob pressão de ar. (A velocidade de corte é comparável à dos instrumentos rotativos, mas o calor, a pressão, a vibração e o ruído são eliminados, tornando possível a maioria das preparações sem a utilização de anestesia.

A principal desvantagem da escavação por abrasão a ar da dentina cariada é o facto de a dentina sã ser removida de forma mais eficiente do que a dentina cariada. Embora as partículas de alumina de 27 µm tenham provado remover mais dentina cariada do que as partículas com dimensões maiores (50 e 125 µm de diâmetro), as cavidades produzidas na dentina sã eram ainda consideravelmente mais profundas do que na dentina cariada.

Foram testados outros tipos de partículas com o objetivo de melhorar a eficácia da remoção de cáries com sistemas de abrasão a ar. As esferas de vidro esféricas com diferentes diâmetros melhoraram a remoção da dentina artificialmente amolecida, mas embora a taxas mais baixas, o esmalte e a dentina sã continuaram a ser removidos. O pó triturado com resina de policarbonato removeu a dentina artificialmente amolecida de forma mais selectiva, sem cortar a dentina ou o esmalte sãos45 , mas ainda faltam mais investigações clínicas com estas partículas. Uma mistura de alumina e hidroxiapatite numa proporção de volume de 3:1, com tamanhos de partículas que variam de 3 a 60 µm, demonstrou ser tão eficiente como a escavação manual convencional com colheres dentárias, e foi avaliada positivamente quando relacionada com a assinatura de auto fluorescência da lesão.8 Foi também explorado um sistema de abrasão a ar que utiliza um pó de vidro bioativo (Bioglass,

Novamin Technology; Alachua, EUA) com um diâmetro de partícula entre 25 e 32 μm. Apesar de continuar a remover dentina sã, o risco de remoção desnecessária de dentina sã foi reduzido devido à diferença na taxa de corte entre dentina sã e cariada. Os autores sugeriram que outros vidros bioactivos com diferentes durezas deveriam ser avaliados quanto à sua seletividade na remoção de cáries.

Para ajudar a acelerar a aprendizagem do dentista sobre a microabrasão a ar, são apresentadas as seguintes **sugestões**:

1. A cavitação é essencial para a micro abrasão a ar.

Focalizar a velocidade máxima do fluxo de partículas no decaimento. A velocidade máxima ocorre a 1 mm (a velocidade das partículas aproxima-se das velocidades supersónicas). A cavitação é criada com sucesso.

2. Siga o caminho de menor resistência; a cárie é mais suave do que a estrutura dentária sólida.

3. Praticar muito com dentes extraídos para desenvolver a diferenciação fina.

4. Utilizar o corante de deteção de cáries - utilizá-lo em excesso - compreender os seus limites e os seus pontos fortes na identificação de cáries a um nível invisível e microscópico.

Os erros típicos a evitar são os seguintes:

- Não tocar na superfície do dente com a ponta de abrasão a ar.
- Não recuar 2,5 mm em relação à superfície.
- Não jactar toda a superfície à distância.
- Não varrer a ponta como se fosse um pincel.

Quando se utiliza a tecnologia ar-abrasiva nas preparações dentárias, 60 psi com um tamanho de partícula de 27 lm é mais confortável e adequado para iniciar a maioria dos procedimentos. Uma pressão mais elevada e um tamanho de partícula maior cortam geralmente de forma mais agressiva. Os modos de pulso cortam com mais conforto para o paciente.

1. Coloque o bocal num ângulo de 45_ ou 90_. Utilize uma ponta de 0,014 polegadas num ângulo reto e a uma distância não superior a 1 mm da superfície a ser tratada.

2. Visualize: Pratique o traçado do trajeto das ranhuras, buracos e fissuras que serão seguidos pelo fluxo de ar cinético. Não se mova para a frente e para trás ao acaso. Tenha um objetivo planeado no movimento ao longo da estrutura dentária. Progredir metodicamente de uma extremidade do dente para a outra. Não corte através de uma estrutura dentária obviamente sólida.

3. Comece com um disparo de 3 segundos a 80 psi ou menos, com movimentos destinados a traçar os sulcos, fossas e fissuras da superfície oclusal do dente posterior. O disparo deve ser interrompido em áreas de esmalte sólido, como o istmo que separa as fossas mesial e distal dos molares inferiores e as cristas oblíquas dos molares superiores.

4. Observar e diagnosticar as fossas e fissuras limpas com corante de cárie para detetar qualquer cárie

remanescente ou fossas e fissuras não detectadas.

5. Utilize rajadas curtas e controladas para remover os últimos sinais de qualquer mancha nas fissuras. Observe qualquer dentina exposta.

6. Mais uma vez, observe e diagnostique a presença de cáries na dentina. Se não houver cárie, o dente está pronto para ser restaurado.

7. Se a cárie estiver presente, continue com uma definição mais baixa (ou seja, 60 psi) e um tamanho de partícula de 27 lm para remoção de dentina ou cárie. À medida que a penetração no dente se torna mais profunda, utilize rajadas mais curtas e menos pressão de ar para conforto do paciente. Comece pela área menos afetada. Utilize rajadas curtas e controladas para remover qualquer dentina manchada ou cárie.

8. Pare frequentemente e observe qualquer dentina exposta ou cárie na dentina. Aperfeiçoe a preparação de forma adequada. Se se verificar desconforto em preparações mais profundas, um tamanho de partícula mais pequeno e uma pressão mais baixa serão mais confortáveis. A utilização de pontas cada vez mais pequenas também será mais eficaz na remoção da cárie.

9. Monitorizar constantemente o doente: "Está a sentir-se bem? "Como é que está?" e assim por diante.

Se um dente se encontra sensível cerca de 1 semana após a restauração, é normalmente orientado para a oclusão; a sensibilidade imediatamente após o procedimento operatório é mais provavelmente devida a um erro de colagem, normalmente uma subpolimerização.

Vantagens

- Redução da necessidade de anestesia.
- Redução da apreensão do paciente.
- Corte rápido (eficiente, eficaz) Precisão (corte controlado, exatidão exacta) Menos calor, ruído e vibração Melhores ligações (maior resistência de ligação a todos os materiais)
- Pode trabalhar nos quatro quadrantes na mesma consulta, aumentando a eficiência do escritório.
- O acesso minimamente invasivo conserva e preserva a estrutura dentária sólida.

Aplicações clínicas.

As indicações específicas para a utilização da abrasão a ar são a remoção de cáries; a preparação de restaurações; o corte e o condicionamento da estrutura dentária para a colocação de compósitos, porcelana e cerâmica; e como adjuvante da broca dentária e da broca manual. Estas indicações suportam uma vasta gama de procedimentos clínicos que incluem:

1) remoção do defeito superficial do esmalte.

2) limpeza de fissuras e preparação da superfície para selantes.

3) preparação para restaurações preventivas de resina.

4) remoção e reparação de restaurações de compósitos, ionómeros de vidro e porcelana.

5) preparação da superfície de abfracções e abrasões

6) remoção de manchas superficiais de fossas e fissuras no esmalte antes da colocação de uma restauração de compósito à base de resina ou de facetas de porcelana.

7) limpeza e preparação da estrutura dentária e das peças fundidas para cimentação ou recolagem.

8) A abrasão a ar é uma excelente ferramenta para a deteção de cáries de fossas e fissuras.

Rewiev of Litreature para abrasão a ar

Sengun A, Orucoglu H, Ipekdal I, Ozer F, em 2008, concluíram que, para obter melhores valores de resistência de união com sistemas autocondicionantes, é aconselhável preparar as superfícies de esmalte com broca ou airabrasão.[51]

Honda K, em 2008, verificou que a abrasão a ar era mais eficaz na remoção da dentina cariada que permanecia na região subcavada das cavidades.[52]

Rodrigues Jde A et al, em 2008, verificaram que a limpeza de fossas e fissuras com abrasão a ar de óxido de alumínio aumentava a precisão da LF e do exame visual na deteção de cáries oclusais em dentes decíduos[53]

Neuhaus KW et al, em 2010, descobriram que a abrasão a ar parece ter um potencial de diagnóstico para lesões do esmalte antes da intervenção cirúrgica em pacientes com elevado risco de cárie.[54]

Banerjee A et al, em 20ll, concluíram que a abrasão a ar com vidro bioativo parecia mostrar uma tendência significativa para a remoção de esmalte desmineralizado e de manchas extrínsecas, mas era mais lenta em comparação com a abrasão a ar com alumina. A abrasão a ar com vidro bioativo autolimitado pode ser utilizada clinicamente para limpar os dentes, detetar cáries e preparar minimamente o esmalte cariado como parte do acesso à cárie MI ou da colocação de uma restauração selante.[55]

Mandinic Z, et al, em 2014, concluíram que a Airabrasão é uma técnica não mecânica minimamente invasiva de preparação dentária que utiliza energia cinética para remover a estrutura dentária cariada. Um fluxo estreito e potente de partículas de óxido de alumínio em movimento atinge a superfície do dente e abrasa-o sem calor, vibração ou ruído. As variáveis que afectam a velocidade de corte incluem a pressão do ar, o tamanho das partículas, o fluxo de pó, o tamanho da ponta, o ângulo e a distância do dente. Foi proposto que a abrasão a ar pode ser utilizada para diagnosticar lesões precoces da superfície oclusal e tratá-las com uma preparação mínima do dente utilizando uma lupa.[56]

Milly H, et al, em 2014, afirmaram que a abrasão a ar, permitindo assim a introdução desta tecnologia para a limpeza/remoção controlada do esmalte, onde é indicada clinicamente.[57]

6) Escavação de cáries assistida por fluorescência ("FACE")[19]

Esta técnica foi desenvolvida como um método direto para diferenciar clinicamente entre dentina cariada infetada e afetada. Com base no facto de vários microrganismos orais produzirem fluoróforos vermelho-alaranjados como subprodutos do seu metabolismo (porfirinas), o tecido cariado infetado irá fluorescer especialmente na fração vermelha do espetro visível devido à presença de proto- e meso-porfirinas.76 Desta forma, a deteção visual contínua da fluorescência vermelho-alaranjada durante a escavação de cáries foi considerada conveniente para os clínicos. Alimentando uma peça de mão de baixa velocidade com uma fonte de luz violeta de fibra ótica (370 a 420 nm) e permitindo que o operador utilize um filtro de vidro amarelo de 530 nm, as áreas que exibem fluorescência vermelho-alaranjada podem ser seletivamente identificadas e removidas com a broca. Comparado com o Caries Detetor ou com o método visual-tátil para estabelecer o ponto final de remoção de cáries, o método FACE mostrou a maior sensibilidade, especificidade, percentagem de pontuação correta e valores preditivos para a deteção de cáries residuais, conforme avaliado utilizando microscopia confocal.

O exame histológico após coloração com brometo de etídio revelou menos amostras que apresentavam bactérias na dentina quando o método FACE foi utilizado do que no caso da escavação com broca convencional. Outros não conseguiram encontrar diferenças no número de amostras infectadas entre o método FACE e a escavação com broca convencional, mas observaram uma redução significativa

no número de amostras que apresentavam bactérias residuais após a escavação com o FACE, quando comparado com o Carisolv ou com a escavação com broca guiada pelo Detetor de Cáries.

O método FACE também provou ser muito eficiente, com menos tempo necessário para escavar a cárie e sem necessidade de mudar de instrumentos, aplicar agentes químicos ou testar a cavidade com um explorador.73 Outro aspeto importante é que o aumento da eficácia da remoção de cáries do FACE aparentemente não estava associado a um aumento do tamanho da cavidade ou à sobreescavação

Rewiev Of Litreature of Fluorescence-aided Caries Excavation ("FACE").

Lennon AM, em 2006, concluiu que o FACE é igual ao CE e superior ao CD e CS, mas requer um tempo de escavação significativamente mais curto. .[58]

Lennon AM, em 2007, concluiu que o FACE é mais eficaz na remoção de dentina infetada sem aumentar significativamente o tamanho da cavidade, quando comparado com a escavação convencional e a escavação com o auxílio de um corante detetor de cáries[59]

Lennon AM, em 2009, concluiu que a escavação de cáries assistida por fluorescência é mais eficaz do que a escavação convencional na remoção de dentina primária infetada .[60]

Zhang X, em 2013, concluiu que o FACE é uma tecnologia de remoção de cáries eficaz para remover a dentina infetada sem aumentar significativamente o tamanho da cavidade.[61]

Ganter P, em 2014, concluiu que A escavação de cáries assistida por câmara e software parece ser um método adequado para remover dentina contaminada sem remover a dentina afetada. Para além da sua aplicação original para monitorizar cáries, o dispositivo é seguro, eficaz e fácil de utilizar para a escavação guiada de cáries e é útil tanto para a prática diária como para o ensino pré-graduado.[62]

Lai G Em 2014 verificou que a escavação de cáries assistida por fluorescência mostrou a propriedade de preservação de tecidos e foi mais conservadora do que a escavação convencional.[63]

7)Escavação assistida por fluorescência induzida por laser[19,64]

Dispositivo laser DIAGNODent

O dispositivo laser DIAGNODent (KaVo, Lake Zurich, Ill.) utiliza a fluorescência laser para detetar cáries incipientes. O mecanismo exato de deteção não foi totalmente articulado, mas o dispositivo parece medir a fluorescência de produtos bacterianos nas lesões cariosas - nomeadamente, porfirinas - em vez de desintegração cristalina. Esta teoria é apoiada pelo facto de o dispositivo DIAGNODent não detetar lesões produzidas em laboratório através de tampões ácidos, que não produzem qualquer atividade microbiológica. O dispositivo gera um feixe de laser que é absorvido por materiais no interior do dente e é subsequentemente reemitido como fluorescência de infravermelhos.

O dispositivo DIAGNODent (**Fig. 1a**) é compacto, portátil e está totalmente em conformidade com as diretivas de controlo de infecções cruzadas. É composto por uma unidade de controlo e uma sonda portátil. A sonda vem com 2 acessórios, um com uma ponta pequena, para examinar cáries de fissura, e outro com uma ponta maior e mais larga, para examinar superfícies lisas.

Técnica

Após a calibração, é selecionada a sonda adequada. Para superfícies lisas, a sonda é passada suavemente sobre a superfície do dente. Para exames oclusais, a sonda deve ser movida (por exemplo, de mesial para distal) e balançada bucolingualmente para garantir que todas as fissuras são examinadas. O dispositivo apresenta os resultados em tempo real. A unidade apresenta os valores actuais e de pico a partir do momento em que a unidade foi reiniciada pela última vez. Por conseguinte, o aparelho deve ser reposto entre dentes, para que o valor de pico de cada dente possa ser registado, juntamente com notas sobre o local do dente onde a leitura foi efectuada. Outras leituras em consultas de revisão podem ser utilizadas para determinar se o valor do DIAGNODent aumentou, diminuiu ou estabilizou. Investigações recentes propuseram índices para a interpretação dos valores DIAGNODent em relação à cárie oclusal.

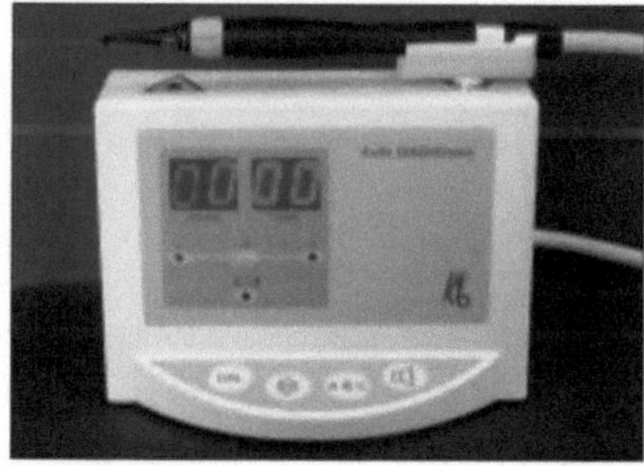

Figure 1a: *The DIAGNODent device showing the 2 light-emitting diode readouts.*

Fig 6.12

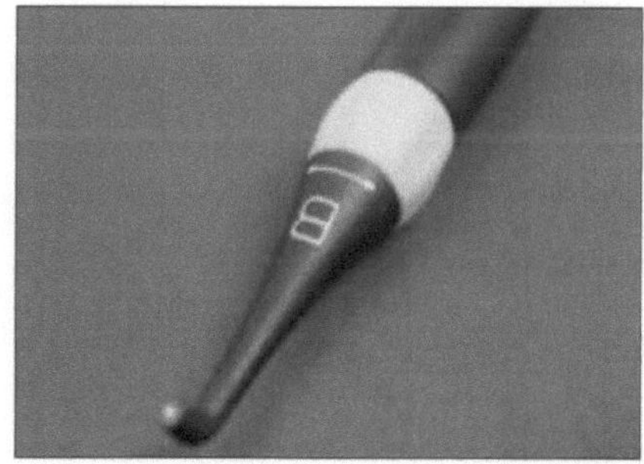

Figure 1b: *The B version of the DIAGNODent handpiece is used for occlusal pits and fissures. The broader, flatter version A (not shown) is used for smooth surfaces.*

fig 6.13

Fig. 6.12: O dispositivo DIAGNODent mostrando as duas leituras de díodos emissores de luz.[64]

Fig. 6.13: A peça de mão DIAGNODent é utilizada para fossas e fissuras oclusais .[64]

O DIAGNODent é provavelmente um dispositivo valioso para o médico dentista. É relativamente barato e, quando combinado com um exame visual, melhora a capacidade do clínico para detetar a desmineralização, bem como para monitorizar longitudinalmente as lesões suspeitas para determinar o sucesso das intervenções de remineralização .[64]

Rewiev of Litreature for Excavation Aided by Laser-induced Fluorescence Astvaldsdottirr A, Holbrook WP, Tranaeus S em 2004 concluíram que o DIAGNOdent é mais fiável na deteção de cáries dentárias se for utilizado um ponto de corte adequado do que na indicação da profundidade real da lesão[65]

Lussi A et al, em 2004, verificaram que o início da cárie é caracterizado pela desmineralização dos tecidos duros dentários. Uma fluoretação óptima com os respectivos hábitos de higiene oral e dieta pode parar a progressão de uma lesão e até permitir a sua remineralização. O objetivo da medicina dentária moderna deve ser uma abordagem preventiva em vez de uma reparação invasiva da doença. Isto só é possível com a deteção precoce e respectivas medidas preventivas. Alguns dos actuais instrumentos de diagnóstico não são suficientemente sensíveis para detetar este início precoce de destruição. As ferramentas baseadas na fluorescência podem ter a possibilidade de ultrapassar este problema. Esta panorâmica centrar-se-á no conhecimento atual de uma ferramenta possível, o DIAGNOdent.[66]

Goel A, em 2009, constatou que o DIAGNOdent apresentava uma maior sensibilidade e exatidão em comparação com outros métodos convencionais para a deteção de cáries do esmalte, ao passo que, para a deteção de cáries dentárias, embora a sensibilidade fosse elevada, a exatidão do dispositivo DIAGNOdent era semelhante à de outros métodos convencionais de diagnóstico de cáries .[67]

Neves AA et al em 2011 descobriram que o LIF medido pelo DIAGNOdent é influenciado pela coloração na dentina residual. Por conseguinte, a sua utilização para determinar o ponto final de remoção de cáries é duvidosa.[68]

Bahrololoomi Z et al, em 2013, concluíram que o LF é um método adequado para a deteção da desmineralização numa condição in vitro em lesões de esmalte liso, mas não foi tão eficiente na deteção da remineralização.[69]

8) ESCAVAÇÃO A LASER[70]

Os lasers são dispositivos que produzem feixes de luz coerente e de intensidade muito elevada. Foi identificado um grande número de utilizações actuais e potenciais dos lasers em medicina dentária que envolvem o tratamento de tecidos moles e modificações de estruturas dentárias duras. A palavra laser é um acrónimo de amplificação da luz por emissão estimulada de radiação. Um cristal ou gás é excitado para emitir fotões de luz com um comprimento de onda caraterístico que são amplificados e filtrados para formar um feixe de luz coerente:

- Er: YAG (érbio:) Yttrium - Aluminium-Garnet) e Nd : YAG (neodímio : YAG) Emissão de infravermelhos médios para infravermelhos.

- Laser de CO2 - emissão IR
- Lasers de excímero [Ar F (árgon: Freon) e XeCl (Xénon: Cloro)] - Emissão U.V.
- Lasers de hólmio.

Em termos de remoção de dentina cariada, a emissão de UV dos lasers de excímero (377 nm) tem potencial para ser mais selectiva na ablação da dentina cariada e pode haver uma possível utilização de ablação por laser com corante para desenvolver ainda mais esta seletividade. Para além da remoção de cáries, os estudos demonstraram que, na presença de um fotossensibilizador adequado, a luz laser de baixa potência tem capacidade para destruir S. Mutans.

A irradiação laser facilita o selamento das fissuras (fusão e recristalização do esmalte por laser de CO2) e é capaz de cortar os tecidos duros dentários (lasers Er: YAG , Nd: YAG e outros). A tecnologia laser é utilizada como tratamento adjuvante na profilaxia da cárie em fissuras oclusais, com base na capacidade dos lasers para reduzir o número de microrganismos nas fissuras (devido à sua ação sobre a placa dentária) e volatizar seletivamente os tecidos cariados, que contêm uma quantidade relativamente grande de água.

O tratamento com laser pode também modificar as estruturas da dentina e do esmalte através da ação física sobre os cristais de hidroxiapatite, tornando-os mais resistentes às acções desmineralizantes dos ácidos. Utilizando técnicas de ablação por laser, elimina-se o efeito da vibração mecânica, da pressão e das alterações de temperatura desfavoráveis associadas à utilização de instrumentos de corte rotativos. A irradiação laser provou ser uma modalidade de tratamento segura e eficaz para a remoção de cáries e preparação de cavidades e a redução da anestesia é considerada um avanço.

Utilização de lasers em cáries de fossas e fissuras: -

As cáries de fossas e fissuras são ideais para o tratamento a laser. As cáries de fossas e fissuras envolvem normalmente a parte orgânica dentro de um defeito de esmalte. Este material de obstrução consiste em restos de comida, bactérias e restos de ameloblastos formadores de esmalte. Apesar de não haver absorção do laser no esmalte, a coloração do tampão orgânico torna o material suscetível à ação dos lasers Nd: YAG. A FDA autorizou um laser de Nd: YAG, utilizado para detetar e remover as cáries associadas a lesões de fossas e fissuras. A energia do laser dá uma resposta visual e acústica se estiver presente material orgânico e cárie. Caso contrário, não há interação com o esmalte. A abordagem funciona bem com a colocação de selantes. Verificou-se que a ação pulsante do laser Nd:YAG reduz a sensibilidade dentária, reduzindo a necessidade de anestesia.

Revisão da literatura para utilização de lasers em cáries de fossas e fissuras

Wolff R, Weitz J, Poitzsch L, Hohlweg-Majert B, Deppe H, Lueth TC, em 2011, concluíram que os métodos de irradiação a laser são comparáveis aos métodos convencionais em termos de eficácia e são métodos menos dolorosos.[71]

Ishii K, em 2011, concluiu que . Num futuro próximo, o desenvolvimento de um dispositivo laser compacto abrirá o tratamento laser minimamente invasivo à clínica dentária.[72]

Jacobsen T, em 2011, concluiu que existem provas científicas limitadas de que o tratamento a laser é tão eficaz como uma broca rotativa para remover tecido cariado. O tempo de tratamento é prolongado. Existem provas científicas limitadas de que os adultos preferem o tratamento a laser. Não é possível tirar conclusões relativamente a complicações biológicas ou técnicas, à perceção que as crianças têm do tratamento a laser ou à relação custo-eficácia do método.[73]

Bohari MR et al, em 2012, concluíram que a irradiação laser e os métodos CMCR são comparáveis aos métodos convencionais em termos de eficácia e são métodos menos dolorosos.[74]

9) UTILIZAÇÃO DO OZONO EM MEDICINA DENTÁRIA DE INTERVENÇÃO MÍNIMA :[75,76]

O ozono é um forte agente oxidante que ocorre naturalmente na natureza. É produzido pela ação dos raios UV sobre os relâmpagos na atmosfera.

$$\mathbf{O_2 \rightarrow 2\ `O'}$$

$$`O' + O_2 \rightarrow O_3\ (Ozone)$$

O primeiro registo da utilização do ozono nos cuidados dentários foi feito por um dentista suíço, E.A. Fisch, que utilizou o ozono na medicina dentária antes de 1932, e apresentou-o ao cirurgião alemão Erwin Payr que o utilizou a partir dessa altura. No entanto, o ozono parece ter desaparecido da utilização nos cuidados dentários até 2001, quando foram publicados os primeiros estudos científicos que examinaram as biomoléculas encontradas nas cáries dentárias, antes e depois do tratamento com ozono. 1H NMR Studies on Caries Biomolecules foram publicados em 2001-2003). Estes estudos mostraram que os ácidos produzidos pelas bactérias eram oxidados em produtos menos ácidos. Estes subprodutos oxidativos ajustaram o pH da lesão para ser mais alcalino, permitindo assim um ganho líquido de minerais pela lesão. Este processo de remineralização é o subproduto fundamental do tratamento com ozono que leva à absorção previsível de minerais por uma superfície tratada. Ao eliminar o nicho ácido do ambiente, a lesão pode sofrer uma absorção natural de minerais, curando-se assim a si própria. Muitos estudos têm demonstrado que a reversão da cárie é possível, mas é impossível prever quais as lesões que reverterão e as que não reverterão. O tratamento com ozono, combinado com produtos de higiene oral que aumentam a concentração de minerais biodisponíveis no fluido oral, torna este processo de remineralização previsível

O ozono mata mais de 99% de todas as bactérias, fungos e vírus, uma vez que este poderoso oxidante penetra facilmente nos tecidos cariados. A aplicação de ozono na superfície do dente cariado produz uma lesão limpa e estéril que se remineralizará facilmente e eliminará a necessidade de colocar uma restauração.

O ozono é fornecido através de dispositivos médicos, como o O3 Ozi-cure ou o HealOzone. O ozono é produzido na unidade fazendo passar o ar através de alta tensão. O ozono é então transportado através de tubos para uma peça de mão. O tratamento é simples, poupa tempo, é eficiente, eficaz e conserva os dentes naturais

O HealOzone da KaVo

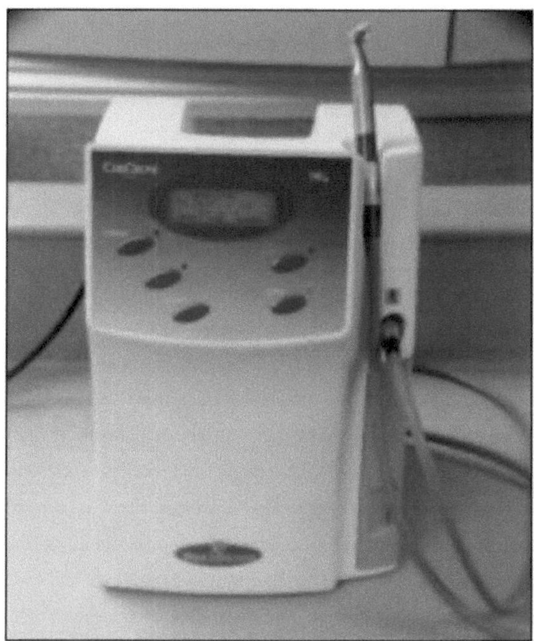

Fig. 6.13

Fig. 6.13: O Heal Ozone da KaVo[76]

Utilizações:

> Desinfeção de cavidades dentárias

> Profilaxia e prevenção da cárie.

> Remineralização de cáries de fossas e fissuras e de cáries radiculares e de superfície lisa.

> Restauração de cavitações abertas juntamente com medidas conservadoras convencionais.

> Dessensibilização de pescoços dentários extremamente sensíveis.

> Para a descontaminação de linhas de água de unidades dentárias.

Vantagens:

> Boa eficácia na desinfeção, matando bactérias e ajudando a cicatrizar feridas.

> Alta concentração, mas baixo volume de ozono gerado precisamente na área focada.

> O efeito de desinfeção do ozono é duradouro.

> Elimina a preocupação com o uso indevido de antibióticos.

Reddy S A, Reddy N, Dinapadu S, Reddy M, Pasari S 2013 no seu estudo concluíram que o ozono tem sido utilizado com sucesso no campo da medicina desde há muitos anos devido à sua propriedade oxidante, tornando-o um excelente agente antimicrobiano. Além disso, a sua potente propriedade anti-inflamatória, juntamente com a resposta imune celular e humoral favorável, fez do ozono um agente terapêutico eficaz. Também a sua capacidade de deter e reverter lesões cariosas de forma previsível abriu um novo capítulo na odontologia de intervenção mínima. Além disso, a sua eficácia na contenção da flora polimicrobiana resistente do canal radicular parece muito promissora.[77]

Almaz ME, Sonmez IS. 2013 descobriram que o ozono provou ser eficaz contra bactérias gramnegativas e gram-positivas, vírus e fungos. Em medicina dentária, a maioria dos artigos publicados baseia-se nos efeitos antimicrobianos do ozono e no tratamento de cáries. A maioria dos estudos clínicos relatou que o ozono é uma alternativa promissora aos métodos convencionais de tratamento de cáries. No entanto, alguns estudos mostraram que o ozono é insuficiente para prevenir a cárie e reduzir os microrganismos em lesões cariosas oclusais abertas. O ozono pode ser uma ferramenta útil para reduzir e controlar os microrganismos infecciosos orais na placa dentária e na cavidade dentária. No entanto, os resultados dos estudos in vitro são controversos; enquanto alguns investigadores referem que a terapia com ozono tem um efeito mínimo ou nulo na viabilidade dos microrganismos, outros sugerem que o ozono é altamente eficaz na eliminação de microrganismos orais gram-positivos e gram-negativos. Assim, são necessárias mais provas antes que o ozono possa ser aceite como uma alternativa aos métodos actuais para a gestão e prevenção de cáries.[78]

Rajiv Saini, em 2011, descobriu que, em contraste com as modalidades da medicina tradicional, como antibióticos e desinfectantes, a terapia com ozono é bastante económica; reduzirá acentuadamente os custos médicos e a invalidez. A medicina dentária está a variar com a indução da ciência moderna para a prática da medicina dentária. A terapia com ozono tem sido mais benéfica do que as actuais modalidades terapêuticas convencionais que seguem uma aplicação minimamente invasiva e conservadora para o tratamento dentário. A exposição dos mecanismos moleculares do ozono beneficia ainda mais a função prática na medicina dentária. O tratamento de pacientes com ozonoterapia diminui o tempo de tratamento com uma grande variação e erradica a contagem bacteriana mais especificamente. O tratamento é indolor e aumenta a tolerabilidade e a satisfação dos pacientes com efeitos adversos mínimos.

6. TRATAMENTO RESTAURADOR ATRAUMÁTICO

O ART foi desenvolvido na Tanzânia em meados da década de 1980 como um método para prestar cuidados dentários em zonas rurais e para populações carenciadas. O ART foi originalmente desenvolvido para ser realizado em ambientes de campo e, atualmente, a Organização Mundial de Saúde (OMS) promove a utilização do ART, especialmente em crianças. O ART utiliza instrumentos manuais para remover tecidos doentes cariados de lesões normalmente pequenas dos dentes e restaura estas cavidades com um penso de estabilização da cárie dentária, normalmente produtos de ionómero de vidro (GI). As injecções e os instrumentos rotativos são normalmente desnecessários com a técnica ART[90]

O ART foi introduzido pela primeira vez num contexto clínico na década de 1990 e, atualmente, muitos profissionais em todo o mundo utilizam o ART como uma modalidade de tratamento para gerir a cárie dentária em crianças. Os dentistas de todo o mundo vêem o ART como um tratamento alternativo ao envio de crianças ansiosas ou não cooperantes para uma sala de operações para tratamento. Também consideram o ART como uma opção acessível para os pais que não podem pagar por tratamentos mais sofisticados, particularmente em comunidades sem cobertura de seguro dentário. Por conseguinte, acredita-se que a utilização da técnica ART para o tratamento de crianças pode ajudar a facilitar futuros cuidados restauradores, preventivos e psicológicos, permitindo que a criança ultrapasse os seus receios em relação ao tratamento dentário tradicional. Além disso, o ART está em harmonia com os conceitos modernos de preservação dos tecidos dentários .[91]

O ART baseia-se na preservação máxima do tecido dentário saudável e na sensação mínima de desconforto e dor. Além disso, o seu risco e atividade, em vez de tratar os sintomas apenas com obturações e coroas dos dentes. De acordo com esta nova filosofia, a redução do risco e a minimização da atividade da doença são os objectivos do tratamento dentário. Assim, a utilização do ART em crianças com elevada atividade da doença permite aos profissionais estabilizar a doença enquanto trabalham noutros aspectos da mesma, tais como a supressão das bactérias; a limitação do substrato sobre o qual sobrevivem; a melhoria do ambiente oral através do aumento da saliva e dos seus minerais; e a proteção dos dentes com flúor e selantes.

O ART não requer equipamento sofisticado ou mesmo eletricidade. Isto torna a técnica ART ideal para populações remotas ou isoladas com poucos ou nenhuns cuidados dentários. Intercepta cáries pequenas e médias antes que cresçam o suficiente para abrir um abcesso no dente. Este é um método atraumático de obturação de dentes sem anestesia e sem dor ou desconforto. Requer apenas alguns instrumentos e um simples material de obturação branco misturado à mão (ionómero de vidro) que endurece em cerca de 5 minutos até atingir a dureza de uma rocha. O ART é um tratamento intercetivo simples e económico da cárie, que pode ser facilmente aprendido por enfermeiros escolares, profissionais de saúde rurais ou leigos com competências didácticas e capacidades de aprendizagem razoáveis em duas semanas. Esta é uma forma simples e económica de prestar serviços dentários sem tecnologia a populações não alcançadas e mal servidas.

PRINCÍPIOS DA ARTE[92]

Os dois princípios fundamentais do ART são:

- Remoção de tecidos dentários cariados utilizando apenas instrumentos manuais.

- Restauração de uma cavidade com um material de restauração que adere ao dente.

A configuração básica dos instrumentos ART :[91]

1. Espelho
2. Explorador
3. Escavadora de colher (dupla extremidade)
4. Espátula de mistura e almofada ou placa de vidro
5. Instrumento de colocação (de dupla extremidade)
6. Trinchante (com duas extremidades)
7. Alicate de algodão (pinças)
8. Machadinha ou instrumento tradicional de abertura em esmalte
9. Instrumentos opcionais de que o operador gosta
10. Seringa para lâmpadas (soprador de aparas) *opcional

Lista básica de material ART :[91]

1. Rolos de algodão
2. Pellets de algodão
3. Kit de ionómero de vidro
4. Copos, lenços de papel, babetes para doentes, 2x2
5. Luvas, máscara, proteção ocular
6. Suporte de matrizes, matrizes, cunhas
7. Papel químico
8. Vaselina

Equipamento :[91]

1. Boa fonte de luz
2. Cadeira ou mesa simples de espaldar alto
3. Seringa de ar para lâmpadas (soprador de aparas)
4. Mesa para colocar os instrumentos
5. Lavatórios e toalhas
6. Capacidade de esterilização (panela de pressão, autoclave)

O espelho e o explorador são utilizados para identificar os dentes que têm cavidades de tamanho pequeno a médio para o tratamento ART.

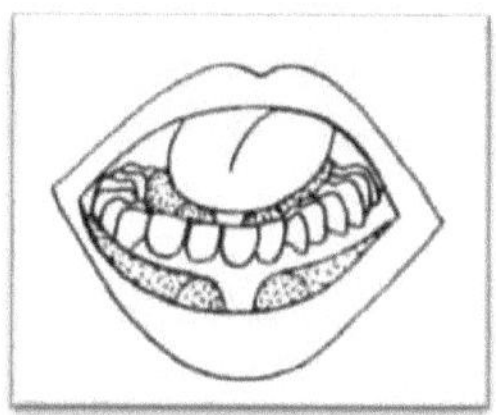

Figura 7.1

Fig. 7.1: Os dentes são isolados com rolos de algodão e a cavidade é enxaguada e seca com bolinhas de algodão utilizar a pinça[91]

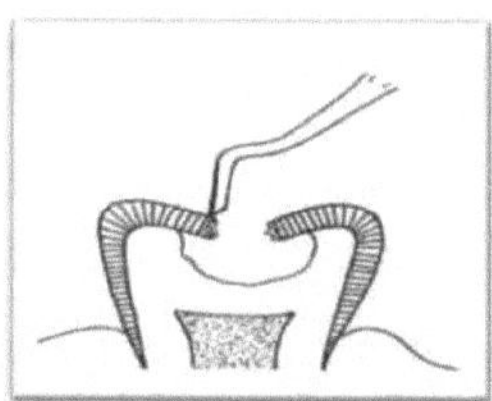

Fig. 7.2

Fig. 7.2: O instrumento de abertura ou machadinha é utilizado para fraturar o esmalte minado.[91]

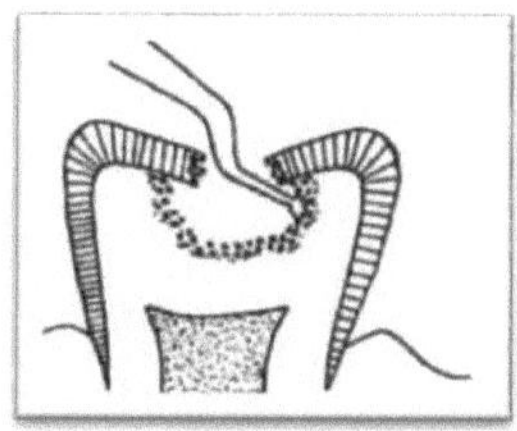

Fig. 7.3

Fig. 7.3: A escavadora de colher é utilizada para remover as cáries moles da área cariada até desaparecerem todas as cáries moles.[91]

Preparação da cavidade (fora do manual ART)[93]

Para começar, coloque rolos de algodão ao lado do dente a tratar. Isto absorverá a saliva e manterá o dente seco. Remova a placa bacteriana da superfície do dente com uma bolinha de algodão húmida e depois seque a superfície com uma bolinha seca. A extensão da cárie pode agora ser melhor avaliada. Se a abertura da cavidade no esmalte for pequena, alargue a entrada. Para o efeito, colocar a lâmina da machadinha dentária na cavidade e rodar o instrumento para a frente e para trás, como se fosse uma chave numa fechadura. Este movimento arranca pequenos pedaços de esmalte cariado. Se a cavidade for muito pequena, colocar primeiro um canto da lâmina da machadinha dentária na cavidade e depois rodar. A dentina cariada pode agora ser removida com as escavadoras. A escavadora pequena é utilizada para cavidades pequenas e a maior para cavidades maiores. A cárie mole é removida fazendo movimentos circulares de escavação à volta dos eixos longos do instrumento (Fig. 7.5).[37] É importante remover todas as cáries moles da junção esmalte-dentina antes de remover as cáries perto da polpa.

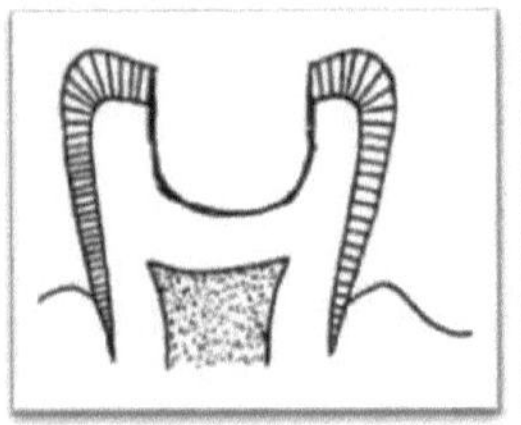

Fig 7.4

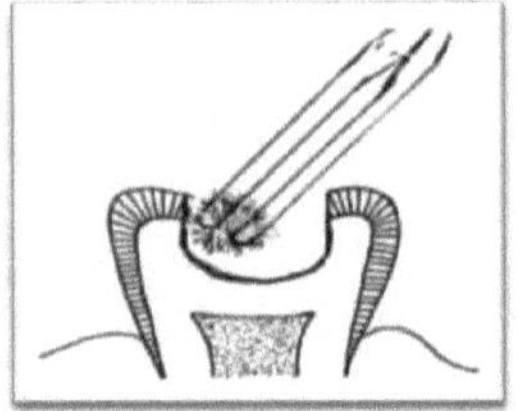

Fig 7.5

O buraco escavado é gravado com líquido preparador ou solução de vinagre diluído, depois enxaguado e seco.

O material de enchimento é misturado com a espátula até obter uma consistência cremosa e transferido para o orifício com o instrumento de colocação. Tenha cuidado para não prender o ar debaixo do material de enchimento. Alise o nível com a superfície do dente e remova qualquer excesso, certificando-se de que a oclusão é boa (fig. 7.5).[91]

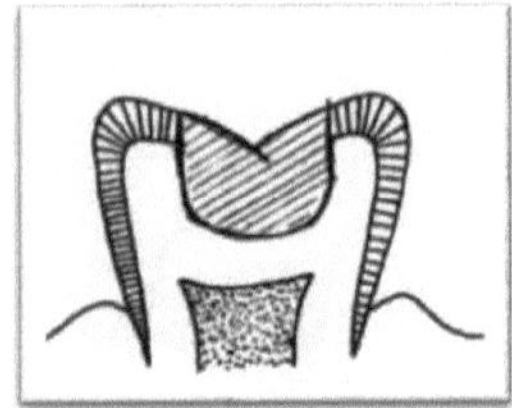

Fig. 7.5

Explique ao doente o que fez e diga-lhe para não comer durante uma hora sobre a nova obturação. Cubra a superfície da nova obturação com vaselina.

As razões para utilizar instrumentos manuais em vez de peças de mão eléctricas rotativas são [94]

- Torna os cuidados restaurativos acessíveis aos grupos populacionais que vivem em zonas remotas e que podem não ter acesso à eletricidade.
- A utilização da abordagem biológica, que requer uma preparação mínima da cavidade, conserva os tecidos dentários sãos e causa menos traumatismos nos dentes.
- O baixo custo dos instrumentos manuais em comparação com o equipamento dentário elétrico.
- A limitação da dor que reduz ao mínimo a necessidade de anestesia local e reduz o trauma psicológico

dos pacientes.

- Controlo de infecções simplificado.

O ART pode ser aplicado quando :[94]

- Existe uma cavidade que envolve a dentina.
- A cavidade é acessível a instrumentos manuais.

O ART não deve ser utilizado quando :[94]

- Há presença ou ausência de fístula perto do dente cariado.
- A polpa do dente fica exposta.
- Os dentes são dolorosos há muito tempo e pode haver uma inflamação crónica da polpa.
- Não existe uma cavidade cariosa evidente, mas a abertura é inacessível a instrumentos manuais.
- Existem sinais claros de cavidade, por exemplo, numa superfície proximal, mas a cavidade não pode ser introduzida a partir das direcções proximal ou oclusal.

Vantagens das restaurações ART[95]

- São simples de ensinar
- São baratos (cerca de 0,40 euros por recheio)
- Adere ao dente para o selar contra futuras cáries
- Têm flúor para eliminar qualquer cárie remanescente e ajudar a prevenir cáries secundárias
- O TAR é simultaneamente reparador e preventivo
- São de cor branca para combinar com o dente
- Não necessita de anestesia para a sua colocação
- Muito mais conservador do que a preparação tradicional de cavidades
- Aceitação extremamente elevada por todos - porque não há dor!
- Pode ser implementado em programas preventivos escolares juntamente com a escovagem, pasta de dentes com flúor, dieta, etc.
- É uma alternativa sustentável e barata aos cuidados tradicionais de alta tecnologia
- Pode ser fornecido em praticamente qualquer lugar, quer haja ou não eletricidade disponível
- O profissional de saúde do TARV pode transportar todo o seu material numa pequena mala de mão ou mochila

7. MATERIAIS

Durante este mesmo período de tempo, tem havido uma investigação considerável sobre materiais de restauração, com o objetivo de substituir o ouro, a amálgama e o cimento de silicato. Embora estes materiais tenham servido bem ao longo do último século, os dois primeiros não são estéticos e o silicato, embora libertasse flúor em quantidades limitadas, não tinha um bom desempenho no ambiente oral. Tanto o ouro como a amálgama ainda têm um lugar na medicina dentária restauradora, particularmente para restaurações que são extensas e precisam de suportar uma carga oclusal pesada. No entanto, se todas as novas lesões forem abordadas de forma conservadora e a estrutura dentária natural for preservada tanto quanto possível, a necessidade de uma restauração mais extensa será reduzida .[80]

Os materiais de restauração utilizados na medicina dentária de intervenção mínima devem ser bioactivos/biomiméticos para promover a cicatrização e a remineralização, com propriedades de libertação de flúor para reverter a desmineralização e atividade terapêutica ou antimicrobiana para prevenir cáries secundárias. Devem aderir mecânica ou quimicamente para evitar microfugas, com fluidez e molhabilidade para uma adesão eficaz e melhores propriedades mecânicas ou físicas e estéticas .[80]

Os materiais que se seguem satisfazem, em graus diferentes, os requisitos acima referidos:

1. Ionómero de vidro
2. Compósitos
3. Compómero
4. Giomer

CIMENTOS DE IONÓMERO DE VIDRO[81,82] : -

O ionómero de vidro foi desenvolvido em Inglaterra e referido pela primeira vez por Wilson e Kent em 1972. Os cimentos de ionómero de vidro/polialcenoato são materiais feitos de pó de vidro de aluminofluorosilicato de cálcio ou estrôncio (base) combinado com um polímero ácido solúvel em água. O termo "ionómero de vidro" foi cunhado por Kent.

Composição

Pó

O pó é um vidro de **fluoroaluminossilicato de cálcio** solúvel em ácido

Sílica (sio2)	41.9%
Alumina (Al203)	28.6%
Fluoreto de alumínio (AlF2)	1.6%
Fluoreto de cálcio CaF215	.7%
Fluoreto de sódio NaF9	.3%

Fosfatos de alumínio3 ,8%

Líquido

Inicialmente, o líquido era uma solução aquosa a 50% de ácido poliacrílico. Era muito viscoso. Os líquidos de ionómero de vidro modernos são constituídos por ácido poliacrílico sob a forma de copolímero com ácido itacónico, ácido maleico e ácido tricarbálico.

Ácido tartárico - para melhorar as caraterísticas de manuseamento

água -meio de reação

MANIPULAÇÃO

PREPARAÇÃO DA SUPERFÍCIE[83]

As superfícies limpas são essenciais para promover a adesão. Aplicar ácidos orgânicos como o ácido poliacrílico (10%-20%) durante 10 a 20 segundos, seguidos de um enxaguamento com água durante 20 a 30 segundos.

PREPARAÇÃO DO MATERIAL

O pó e o líquido são distribuídos numa almofada de papel ou numa placa de vidro. A placa de vidro seca e fria pode ser utilizada para retardar a reação e prolongar o tempo de trabalho. A placa não deve ser utilizada se a temperatura for inferior ao ponto de orvalho. O pó e o líquido não devem ser colocados na placa antes do início do processo de mistura. A exposição prolongada à atmosfera do escritório altera a relação ácido-água exacta do líquido. O pó é dividido em duas porções iguais. A primeira porção é incorporada no líquido com uma espátula rígida antes de se adicionar a segunda porção. O tempo de mistura é de 30 a 60 segundos. Nesta altura, a mistura deve ter uma superfície brilhante. A superfície brilhante indica a presença de um poliácido que não participou na reação de endurecimento. O ácido residual assegura a ligação adesiva ao dente. Se o processo de mistura for prolongado, desenvolve-se uma superfície baça e a adesão não será conseguida. O cimento deve ser utilizado imediatamente porque o tempo de trabalho após a mistura é de cerca de 2 minutos à temperatura ambiente. É possível prolongar o tempo de trabalho para 9 minutos misturando o cimento numa placa fria (3° C), mas como se observa uma redução da resistência à compressão e do módulo de elasticidade, esta técnica não é recomendada. Não utilizar o cimento quando se forma uma pele na superfície ou quando a viscosidade aumenta. Os cimentos de ionómero de vidro são muito sensíveis ao contacto com a água durante a presa.

PROPRIEDADES[81]

Espessura da película

O cimento de ionómero de vidro é capaz de formar películas de 25µm ou menos

Tempo de trabalho e de regulação

O tempo de funcionamento varia entre cerca de 3 e 5 minutos

O tempo de presa é normalmente de 5 a 9 minutos

Força

A resistência à compressão de 24 horas dos cimentos de ionómero de vidro varia entre 90 e 230 MPa. A resistência à tração é de 6,5 MPa. O módulo de elasticidade dos cimentos de ionómero de vidro é de 7,3 GPA. A dureza é de 49 KHN

Resistência da ligação

Os ionómeros de vidro aderem à dentina com valores de resistência à tração relatados entre 1 e 3 MPa. Os cimentos de ionómero de vidro aderem bem ao esmalte, ao aço inoxidável e à liga de ouro e platina revestida com óxido de estanho.

Solubilidade

A solubilidade em água durante as primeiras 24 horas é elevada. É importante que o cimento seja protegido de qualquer contaminação por humidade durante este período

Propriedades biológicas

O ionómero de vidro liberta e absorve fluoreto e continua a fazê-lo durante um período prolongado. Os iões de flúor libertados pelo gic inibem a progressão das cáries secundárias.

ADESÃO

O ionómero de vidro tem a propriedade de aderir permanentemente ao esmalte e à dentina não tratados em condições de humidade da boca. A adesão é de natureza química e não micro-mecânica.

GIC modificado com resina[84]

Trata-se de materiais que têm uma pequena quantidade de resina adicionada à fórmula líquida. Menos de 1% de foto-iniciadores são permitidos para que a reação de presa seja iniciada por luz de um comprimento de onda específico. As vantagens incluem uma resistência precoce à absorção de água no cimento recém-soldado, bem como uma translucidez melhorada. A resina é o metacrilato de hidroxil etilo (HEMA) e é incorporada no líquido numa concentração de cerca de 15 - 20%, de modo a ter um rácio pó/líquido de cerca de 3: 1. Outro tipo de material é o compósito à base de resina que incorpora grandes partículas de cimento de ionómero de vidro endurecido na sua massa. Este tipo de material não se liga à estrutura dentária como o cimento de ionómero de vidro, liberta pouco flúor e tem contração de polimerização devido à resina constituinte.

COMPOSTO[81,85]

Skinner definiu o compósito como "um composto de dois ou mais materiais distintamente diferentes com propriedades superiores ou intermédias às dos constituintes individuais".

COMPOSIÇÃO

Matriz de resina / aglutinante - BisGMA ou dimetilacrilato de uretano

Enchimento - quartzo, sílica coloidal ou vidros de metais pesados

Agente de acoplamento - organo-silanos

Além disso, contêm

Um sistema de cura - produtos químicos ou fotopolimerizadores

Inibidores (0,01%) - evitam a polimerização prematura, por exemplo hidroxil tolueno butilado (BHT).

Absorventes de UV - para melhorar a estabilidade da cor

Opacificante (0,001 a 0,007%), por exemplo, dióxido de titânio e óxido de alumínio

Pigmentos de cor - para combinar com a cor dos dentes.

***Tipos de resinas compostas**: -*

A classificação descrita por Lutz e Phillips (1983), baseada no tamanho e na distribuição das partículas de enchimento, é simples e lógica.

Classificação de Lutz e Phillips[86] : -

Tipo 1. Resina composta macropreenchida:

Contém apenas partículas macro-preenchidas e é normalmente referido como "convencional" / "tradicional". Em grande parte devido ao tamanho das partículas, este tipo apresenta um padrão de desgaste inaceitável, próprio e do dente oposto.

Tipo 2. Resina composta micropreenchida:

As cargas nestes compósitos são partículas de sílica amorfa de 0,04µm de diâmetro médio.

Tipo 3. Resina composta híbrida:

Estes são também conhecidos como "compósitos de partículas pequenas". Contêm uma combinação de partículas de macroenchimento com uma proporção de partículas de microenchimento e são provavelmente as resinas compostas mais utilizadas. A principal variação está na proporção e na distribuição das várias partículas de diferentes tamanhos, uma vez que isso irá controlar a capacidade de "preencher" a resina e aumentar a percentagem de carga.

Classificação Willems[87] : -

Foi desenvolvido por Willem et al. (1992). É muito mais complexa, mas fornece mais informações sobre o tamanho médio das partículas, a distribuição da carga, o teor de carga, o módulo de Young, a rugosidade da superfície, a resistência à compressão, a dureza da superfície e a morfologia da carga. Esta classificação é apresentada aqui:

COMPÓSITOS DENSIFICADOS; ENCHIMENTO INTERMÉDIO

- Enchimento médio ultrafino.
- Bem preenchido a meio do percurso.

COMPÓSITOS DENSIFICADOS; ENCHIMENTO COMPACTO

- Enchimento compacto ultrafino.
- Enchimento compacto e fino.

COMPÓSITOS MICROFINOS HOMOGÉNEOS

COMPÓSITOS MICROFINOS HETEROGÉNEOS

- Com cargas pré-polimerizadas sinterizadas .
- Com cargas pré-polimerizadas aglomeradas .
- Com cargas esféricas pré-polimerizadas.

COMPÓSITOS DIVERSOS

- Com cargas pré-polimerizadas fragmentadas.
- Com cargas pré-polimerizadas aglomeradas.
- Com cargas esféricas pré-polimerizadas.
- Com aglomerados sinterizados.

COMPÓSITOS TRADICIONAIS

COMPÓSITOS REFORÇADOS COM FIBRAS

POLIMERIZAÇÃO DE RESINA COMPÓSITA -[81]

Os radicais livres, gerados pelo sistema iniciador, colidem com as ligações duplas de carbono do monómero e emparelham-se com um dos electrões das ligações duplas, deixando o outro membro do par livre. A própria molécula do monómero torna-se então um radical livre e o processo continua. Numa resina composta quimicamente activada, a reação ocorre quase uniformemente em toda a massa do material. É importante notar que grande parte da resina não activada inicialmente pela luz no momento da cura permanecerá não activada.

Em ambos os sistemas, uma proporção significativa dos grupos metacrilato permanece sem reagir mesmo após algumas horas. O grau de conversão das ligações duplas a 0,2 mm abaixo da superfície de um compósito fotopolimerizável em condições óptimas situa-se entre 44% e 75%. Por conseguinte, a quantidade de grupos de metacrilato não reagidos é de 26%-56% e isto será influenciado pelas concentrações dos diferentes monómeros. Uma maior conversão aumenta a contração da polimerização e a única forma de a modificar é através do aumento da carga de enchimento. As ligações duplas remanescentes no final da cura inicial decaem rapidamente durante as 24 horas seguintes e ficam indisponíveis para futuras ligações. A meia-vida dos radicais potencialmente reactivos restantes é de apenas 30-50 horas. Isto significa que a maior parte da química da reação de presa e consequente contração terá lugar nos primeiros segundos durante a ativação da luz e o restante estará completo dentro de 2 dias.

MANIPULAÇÃO DE COMPÓSITO

Colocação do dique de borracha. A cavidade é preparada de acordo com a lesão. Isolamento da cavidade e, em seguida, aplicação de um condicionador durante um mínimo de 15 segundos se a cavidade estiver no esmalte e, se estiver na dentina, durante um máximo de 15 segundos. Enxaguar com água e secar. Aplique o agente de ligação e fotopolimerize-o durante 20 segundos. Aplique a resina composta em incrementos e fotopolimerize cada incremento durante 40 segundos. Faça o acabamento e o polimento.

SELANTES DE FISSURAS EM RESINA:

Os selantes de resina utilizados para preencher fissuras profundas em dentes posteriores recém-erupcionados baseiam-se em resinas de Bis-GMA ou dimetacrilato de uretano. Estão disponíveis quer como selantes de um componente, activados por luz, quer como selantes de dois componentes, activados quimicamente; o conteúdo de carga inorgânica varia entre 0%-40%. Devido à formação de uma camada superficial inibida pelo ar, deve ser aplicada inicialmente uma espessura suficiente de selante para assegurar que, abaixo da camada superficial que se perderá, tenha ocorrido uma polimerização completa nas profundezas das fissuras.

RESINA COMPOSTA MODIFICADA (COMPÓMEROS)[83] : -

Pouco depois da introdução dos GIC modificados com resina, foram introduzidos no mercado os compómeros. Estes proporcionam os benefícios combinados dos compósitos e do ionómero de vidro. São também conhecidos **como resinas compostas modificadas com poliácidos**.

Estes materiais têm duas partes principais, um ionómero de dimetacrilato com partículas de vidro carboxílico e uma carga que é semelhante ao vidro lixiviável por iões dos GIC. A sua absorção de fluoreto é menor e não podem ser considerados como reservatórios de fluoreto. Embora baixo, o nível de libertação de F^- foi relatado para durar pelo menos 300 dias.

Uma das principais caraterísticas dos compómeros é o facto de não conterem água e de a maioria dos componentes serem os mesmos que os das resinas compostas. Estes são macromonómeros, como o Bis-GMA, misturados com diluentes redutores de viscosidade, como o dimetacrilato de trietilenoglicol. A matriz de resina é preenchida com pó inorgânico não reativo, como o quartzo ou o vidro de silicato. Também contém algum pó de vidro reativo do tipo utilizado nos cimentos de ionómero de vidro. Os compómeros são hidrofóbicos, embora menos do que os compósitos de resina convencionais. São fixados por uma reação de polimerização e, uma vez fixados, os constituintes hidrofílicos minoritários atraem uma quantidade limitada de água para promover reacções de neutralização secundárias que são semelhantes aos processos de fixação dos cimentos de ionómero de vidro. Não se ligam à estrutura do dente como o ionómero de vidro, pelo que devem ser utilizados com agentes de ligação convencionais.

GIOMER[88,89] : -

Os giómeros são um tipo relativamente novo de material de restauração. O nome "giómero" é um híbrido das palavras "ionómero de vidro" e "compósito", que descreve muito bem o que se pretende que seja um giómero.

Tendo em consideração as caraterísticas de todos os materiais de restauração estética direta, a resina composta tem, de longe, a melhor estética e resistência. O ionómero de resina pode ter uma boa estética inicial, mas descolora com o tempo. O compómero tem uma boa estética inicial, mas a estabilidade da cor é inferior à dos compósitos. Os GICs têm a melhor libertação e troca de F^- , mas não têm a estética e a resistência dos compósitos.

Com o objetivo de desenvolver um material melhor, foi tentada a hibridação de GIC e resina composta. Assim, foi desenvolvida uma nova família de restaurações e adesivos estéticos diretos de libertação de F^- chamada giomer. Caracteriza-se pela tecnologia GI pré-reagida. A propriedade do GI pode ser manifestada livremente nos materiais Giomer, dependendo do seu objetivo. O GIC pré-reaccionado baseia-se numa nova tecnologia para formar uma fase estável de GI através do avanço de F^- reativo ácido contendo vidro e poliácido na presença de água. Confere as capacidades de libertação e troca de F^- , que é semelhante à do GI, sem causar inferioridade material.

8. CONCLUSÃO

A medicina dentária de intervenção mínima deu início a uma nova e excitante era na prática da medicina dentária, em que a ênfase é colocada na prevenção e remineralização de cáries sempre que possível, em vez de seguir cegamente a abordagem tradicional de "perfurar e preencher".

"A preservação do que permanece é mais importante do que a substituição meticulosa do que se perdeu"

Não é possível imitar efetivamente a estrutura dentária natural a longo prazo, pelo que é preferível mantê-la o mais possível. Atualmente, a profissão tem uma melhor compreensão da prevenção da doença dentária e da utilização de flúor, com o advento dos materiais de restauração adesivos e bioactivos. O dentista deve eliminar primeiro a doença e depois eliminar as lesões existentes, tanto quanto possível, através do procedimento de remineralização. Quando tudo o resto falhar, a reparação de lesões deve ser o último recurso e efectuada com uma intervenção mínima na coroa do dente.

"Apenas é necessária uma intervenção mínima para estabilizar e cicatrizar uma lesão cariosa inicial; esta abordagem conduzirá a uma retenção óptima da estrutura dentária natural, mantendo tanto a resistência como a estética. Devem ser feitos todos os esforços para preservar a maior quantidade possível de estrutura dentária sã.

O material, a base científica e a tecnologia para a adoção desta abordagem estão hoje connosco e cabe ao médico traduzir estes conceitos para a utilização clínica quotidiana.

9. BIBLIOGRAFIA

1) S S Hiramath. Odontologia de intervenção mínima. Textbook of Preventive and Community *Dentistry.1ª edição: Publicado pela Elsevier, uma divisão da Reed Elsevier India Private* Limited.2007:422-425.

2) Yamaga R, Nishino M, Yoshida S, Yokomizo I. Diammine silver fluoride e a sua aplicação clínica. Jornal da Faculdade de Medicina Dentária da Universidade de Osaka.1972;12:1-20.

3) Houpl M, Fukus A, Edelman E.A restauração preventiva de resina (resina composta/sealant): resultado de nove anos. Quintessence int 2002; 33:427-32.

4) Smales RJ, Yip HK. A abordagem do tratamento restaurador atraumático (ART) para o tratamento da cárie dentária. Quintessence Int 2002:33;427-32.

5) Mickenautsh S. Uma introdução à medicina dentária minimamente invasiva. Jornal dentário de Singapura 2005; 27:1-6.

6) Vimal k Sikri.Minimal intervention Dentistry. Textbook Of Operative Dentistry.2ª edição: CBS Publishers and Distributors.2008:448

7) E. Jo Frencken, Mathilde C. Peters, David J. Manton, Soraya C. Leal,Valeria V. Gordan, Ece Eden.Minimal Intervention Dentistry(MID) for managing Dental caries-A review,.Int Dent Journal. 2012; 62(5): 223-243.

8) Martin J.Tyas et.al. Minimal Intervention dentistry-a review FDI Commission Project. International Dental Journal.2000;50:1-12.

9) Nikhil Marwah. Minimal Intervention, Textbook of Pediatric Dentistry, 2nd Edition: Jaypee Brothers Medical Publishers(p) Ltd.2009,450-451.

10) Burke F J. Da extensão da prevenção à prevenção da extensão: (dentisteria de intervenção mínima). Dent Update 2003; 30:492-502.

11) Dr.Rohini Patil Et.al.Minimal invasive Dentistry,.Journal of Dental Health Sciences 2012;4:23-25.

12) Theodore M. Roberson, Harald Heyman, Edward J. Swift. Fundamentos da preparação do dente. Arte e Ciência da Dentisteria Operatória de Sturdavant. Ed 5th : Publicado por Elsevier, uma divisão da Reed Elsevier India Private Limited.2006;295-297.

13) Mount GJ, Tandon S ,Principles and Concepts of Cavity Preparation,Shobha Tandon,Textbook Of Pedodontics,2nd edition;Paras Medical Publisher.2009;308-313.

14) Mount G J,Hume W R .A revised classification of carious lesion by site and size .Quint Int. 1997; 28:301-303.

15) Graham J. Mount, W. Rory Hume. Uma nova classificação de cavidades. Australian Dental Journal. 1998; 43(3):153-9.

16) Graham J Mount. Desenhos de cavidades de intervenção mínima: The place of glass-ionomer. An atlas

of Glass-Ionomer cements. terceira edição: ITPS Limited .2002:135-181

17) Martin.J.Tyas. Desempenho clínico dos cimentos de ionómero de vidro. Jornal de Intervenção Mínima em Medicina Dentária.2006;14:10-13.

18) J. B, Summitt,A. Delia Bona, J. O, Burgess. A resistência das restaurações de resina composta de Classe II afetada pelo desenho da preparação. Quintessence Int .1994;25:251-257.

19) Aliende Almeida Nevesa, Eduarda Coutinhob, Marcio Vivan Cardosoc, Paul Lambrechtsd, Bart Van Meerbeeke. Conceitos e técnicas actuais para a escavação de cáries e adesão à dentina residual. 2011; 13: 7-22.

20) A. Banerjee,T. F. Watson,2 e E. A. M. Kidd, Dentine caries excavation: a review of current clinical techniques. British Dental Journal.200:188:3-13.

21) Piva E, Meinhardt L, Demarco FF, Powers JM. Corantes para deteção de cáries: influência na microinfiltração de compósitos e compómeros. Clin Oral Investig. 2002;6(4):244-8.

22) Iwami Y , [1]Shimizu A, Narimatsu M, Kinomoto Y, Ebisu S. A relação entre a cor da dentina cariada corada com um corante detetor de cáries e a infeção bacteriana. Oper Dent. 2005;30(1):83-9.

23) Hosoya Y, Taguchi T, Tay FR. Avaliação de um novo corante de deteção de cáries para dentina cariada primária e permanente. J Dent.. 2007 ;35(2):137-43.

24) Akbari M, Ahrari F, Jafari M. Uma avaliação comparativa do DIAGNOdent e do corante detetor de cáries na deteção de cáries residuais em cavidades preparadas. J Dent. .2008 ;36(12):1041-7.

25) J.A.Beeley,H.K.Yip,A.G.Stevenson .Remoção químico-mecânica de cáries: uma revisão das técnicas e dos últimos desenvolvimentos. JORNAL BRITÂNICO DE MEDICINA DENTÁRIA, VOLUME 188.NO 8, 22 DE ABRIL DE 2000.

26) Munshi AK,Hegde AM,Shetty PK.Avaliação clínica do Cariosolv na remoção químico-mecânica da dentina cariada.Journal of Clinical Pediatric Dentistry2001;26;49-54.

27) M. Ganesh, Dhaval Parikh. Agentes de remoção de cáries quimiomecânicos (CMCR): revisão e aplicação clínica em dentes decíduos. Journal of Dentistry and Oral Hygiene.2011; 3(3):34- 45.

28) Rajakumar S, Mungara JJoseph E, Philip J, Guptha V, Mangalan Pally SP. Avaliação de três técnicas diferentes de remoção de cáries em crianças: Um estudo clínico comparativo. O Jornal de Odontologia Clínica Pediátrica .2013;38:26-3

29) Huda E.A. Al-Rubaye . Avaliação do Carisolv na remoção químico-mecânica de dentina cariada em molares primários (estudo in vivo). Tikrit Journal for Dental Sciences 2013;1:61-70.

30) Swapnil Mhatre et.al. Método químico-mecânico de remoção de cáries: Uma breve revisão.IJCDS.2011;2(2):27-32.

31) Roth KK, Domnick E, Ahrens G. Estudos sobre a eficácia do Caridex na remoção de cáries]. Dtsch

Zahnarztl Z. 1989 ;44(6):463-5.

32) Barwart O, Moschen I, Graber A, Pfaller K. Estudo in-vitro para comparar a eficácia do N- monocloro-D,L-2-aminobutirato (NMAB, GK-101E) e da água na remoção de cáries. J Oral Rehabil. 1991;18(6):523-9.

33) Romand-Roeloffs N, Roh S, Holz J. [An in vitro trial of the chemomechanical treatment of root caries: the Caridex system].) Schweiz Monatsschr Zahnmed. 1991;101(4):417-23.

34) Vougiouklakis G, Paroussis D. Meios quimiomecânicos de remoção de cáries - sistema Caridex. Hell Stomatol Chron. 1988;32(2):97-102.

35) A.K. Munshi, Amitha M. Hegde,Priya K. Shetty.Avaliação clínica do carisolv® na remoção químico-mecânica da dentina cariada. J Clin Pediatr Dent.2001; 26(1): 49-54.

36) Priya Subramaniam ,KL Girish Babu, Neeraja G. Comparação da 'Eficácia Antimicrobiana da Remoção Quimiomecânica de Cáries (carisolv™) com a da Perfuração Convencional na Redução da Flora Cariogénica. J Clin Pediatr Dent.2008; 32(3): 215-220.

37) J. A. Beeley, H. K. Yip, e A. G. Stevenson. Remoção química de cáries: uma revisão das técnicas e dos últimos desenvolvimentos. British Dental Journal.2000;188: 427-430.

38) Yoshishige Yamada ,Mozammal Hossain ,Yuichi Kimura, Yoshiko Masuda ,Jayanetti Asiri Jayawardena ,Yuya Nasu. Remoção de resíduos orgânicos de fissuras oclusais: Vantagem do Sistema Carisolv sobre o Hipoclorito de Sódio. J Clin Pediatr Dent.2010; 35(1): 75-80.

39) M. Ganesh, D Parikh. Agentes de remoção de cáries quimiomecânicos (CMCR): Revisão e aplicação clínica em dentes decíduos. J. Dent. Oral Hyg.2011;3(3):34-45.

40) Kumar J, Nayak M, Prasad KL, Gupta N. Um estudo comparativo da eficiência clínica da remoção quimomecânica de cáries utilizando Carisolv e Papacarie - um gel de papaína. Indian J Dent Res. 2012 Set-Out;23(5):697.

41) Viral PM,Nagarathna C,Shakuntala B S . Remoção quimomecânica de cáries em molares primários: avaliação da fuga marginal e da resistência ao cisalhamento em restaurações coladas" - um estudo *in vitro*. O Jornal de Odontopediatria Clínica.2013; 37:24-28.

42) Goomer P, Jain RL, Kaur H, Sood R. Comparação da eficácia da remoção de cáries quimicomecânica com métodos convencionais - um estudo clínico. J Int Oral Health. 2013 Jun;5(3):42-7.

43) Ramamoorthi S, Nivedhitha MS, Vanajassun PP, Effect of two different chemomechanical caries removal agents on dentin microhardness: Um estudo in vitro. J Conserv Dent. 2013 ;16(5):429-33.

44) Hamama HH, Yiu CK, Burrow MF, King NM. Alterações químicas, morfológicas e de microdureza da dentina após a remoção quimiomecânica de cáries.The Journal of Clinical Pediatric Dentistry .2013;37(3):32-36.

45) Li R, Zhao Y, Ye L. Como escolher entre os métodos de remoção de cáries, Carisolv ou perfuração tradicional? Uma meta-análise. J Oral Rehabil. 2014 ; 24.:24-28.

46) Bussadori SK, Amancio OM, Martins MD, Guedes CC, Alfaya TA, Santos EM, França CM. Produção de proteínas da matriz extracelular por fibroblastos pulpares humanos em contato com papacárie e carisolv. Oral Health Prev Dent. 2014;12(1):55-9.

47) Lupi-Pegurier L, Muller-Bolla M, Bertrand MF, Ferrua G, Bolla M. Efeito da sono-abrasão na microinfiltração de um selante de fossas e fissuras. Oral Health Prev Dent. 2004;2(1):19-26.

48) Oliveira MT, de Freitas PM, de Paula Eduardo C, Ambrosano GM, Giannini M. Influência da sono-abrasão diamantada, da abrasão a ar e da irradiação com laser Er:YAG na adesão de diferentes sistemas adesivos à dentina. Eur J Dent. 2007l;1(3):158-66.

49) Almeida Neves A, Coutinho E, Cardoso MV, Lambrechts P, Van Meerbeek B. Conceitos e técnicas actuais de escavação de cáries e adesão à dentina residual.) J Adhes Dent. 2011;13(1):7-22.

50) J. Tim Rainey, Air abrasion: an emerging standard of care in conservative operative dentistry. Dent Clin N Am.2002;46: 185-209.

51) Sengun A, Orucoglu H, Ipekdal I, Ozer F. Adesão de dois sistemas de colagem a superfícies de esmalte humano abrasadas a ar ou com brocas. Eur J Dent. 2008 ;2(3):167-75.

52) Honda K, Kinoshita N, Abe T, Hasegawa M, Shimizu A. Eficácia de um novo bocal de jato para remoção de dentina cariada com um sistema de abrasão a ar. Dent Mater J. 2008;27(6):835-41.

53) Rodrigues Jde A, de Vita TM, Cordeiro Rde C. Avaliação in vitro da influência da abrasão a ar na deteção de lesões de cárie oclusal em dentes decíduos. Pediatr Dent. 2008 ;30(1):15-8.

54) Neuhaus KW, Ciucchi P, Donnet M, Lussi A. Remoção de cáries de esmalte com um pó de abrasão a ar. Oper Dent. 2010;35(5):538-46

55) Banerjee A, Thompson ID, Watson TF. Remoção minimamente invasiva de cáries utilizando vidro bioativo para abrasão a ar. J Dent. 2011;39(1):2-7.

56) Mandinic Z, Vulicevic ZR, Beloica M, Radovic I, Mandic J, Carevic M, Tekic J. A aplicação da abrasão a ar em medicina dentária. Srp Arh Celok Lek. 2014;142(1-2):99-105.

57) Milly H, Austin RS, Thompson I, Banerjee A. Efeito in vitro dos parâmetros de funcionamento da abrasão a ar nas caraterísticas dinâmicas de corte dos pós de alumina e de vidro bioativo. Oper Dent. 2014;39(1):81-9.

58) Lennon AM, Buchalla W, Rassner B, Becker K, Attin T. Eficiência de 4 métodos de escavação de cáries comparada. Oper Dent. 2006 Set-Out;31(5):551-5.

59) Lennon AM, Attin T, Buchalla W. Quantidade de bactérias remanescentes e tamanho da cavidade após escavação com FACE, corante detetor de cáries e escavação convencional in vitro. Oper Dent. 2007;32(3):236-41.

60) Lennon AM, Attin T, Martens S, Buchalla W. Escavação de cáries assistida por fluorescência (FACE), detetor de cáries e escavação de cáries convencional em dentes decíduos.) Pediatr Dent. 2009 ;31(4):316-9.

61) Zhang X, Tu R, Yin W, Zhou X, Li X, Hu D. Avaliação por tomografia micro-computadorizada da tecnologia de escavação de cáries assistida por fluorescência (FACE): comparação com três outras técnicas de remoção de cáries. Aust Dent J. 2013 Dec;58(4):461-7.

62) Ganter P, Al-Ahmad A, Wrbas KT, Hellwig E, Altenburger MJ. O uso de FACE assistido por computador para escavação de cáries minimamente invasiva.) Clin Oral Investig. 2014 ;18(3):745- 51.

63) Lai G, Zhu L, Xu X, Kunzelmann KH. Uma comparação in vitro entre a escavação de cáries assistida por fluorescência e a escavação convencional através de testes de microdureza. Clin Oral Investig. 2014 ;18(2):599-605.

64) Iain A. Pretty,Gerardo Maupomé. Um olhar mais atento ao diagnóstico na prática clínica dentária: Parte 5. Tecnologias emergentes para a deteção e diagnóstico de cáries. Clinical practice.2014:21:112-118

65) Astvaldsdóttir A, Holbrook WP, Tranaeus S. Consistencyof DIAGNOdent instruments for clinical assessment of fissure caries. Ata Odontol Scand. 2004 ;62(4):193-8.

66) Lussi A, Hibst R, Paulus R. DIAGNOdent: um método ótico para a deteção de cáries. J Dent Res. 2004;83:80-83.

67) Goel A, Chawla HS, Gauba K, Goyal A. Comparação da validade do DIAGNOdent com métodos convencionais para a deteção de cáries oclusais em molares primários utilizando o padrão de ouro histológico: um estudo in vivo. J Indian Soc Pedod Prev Dent. 2009 ;27(4):227- 34.

68) Neves AA, Coutinho E, De Munck J, Lambrechts P, Van Meerbeek B. O DIAGNOdent fornece um parâmetro fiável de remoção de cáries? J Dent. 2011 ;39(5):351-60.

69) Bahrololoomi Z, Musavi SA, Kabudan M. Avaliação in vitro da eficácia da fluorescência laser (DIAGNOdent) na deteção da desmineralização e remineralização de lesões de esmalte liso.J Conserv Dent. 2013;16(4):362-6.

70) Lawrence A. Kotlow. Lasers em medicina dentária pediátrica Dent Clin N Am .2004;48: 889-922.

71) Wolff R, Weitz J, Poitzsch L, Hohlweg-Majert B, Deppe H, Lueth TC. Precisão dos conceitos de controlo navegados utilizando um laser Er: Yag para a preparação de cavidades. Conf Proc IEEE Eng Med Biol Soc. 2011;11:2101-6.

72) Ishii K, Saiki M, Yoshikawa K, Yasuo K, Yamamoto K, Awazu K. Ablação de dentina desmineralizada utilizando um laser pulsado de nanossegundos sintonizável de infravermelhos médios na gama de comprimentos de onda de 6 µm para escavação selectiva de dentina cariada. Conf Proc Soc.;2011:72:318- 21.

73) Jacobsen T, Norlund A, Englund GS, Tranæus S. Aplicação da tecnologia laser para remoção de cáries: uma revisão sistemática de ensaios clínicos controlados. Ata Odontol Scand. 2011 ;69(2):65-74.

74) Bohari MR, Chunawalla YK, Ahmed BM. Avaliação clínica da remoção de cáries em dentes decíduos utilizando técnicas convencionais, quimiomecânicas e laser: um estudo in vivo. J Contemp Dent Pract. 2012;13(1):40-7.

75) Julian Holmes, Edward Lynch. Investigação baseada em evidências sobre o tratamento com ozono em medicina dentária - uma visão geral. © *Dr Julian Holmes2009.*

76) Dr. Julian. Novas tecnologias para os cuidados dentários. Jornal de Medicina Dentária. 2002;23:322-328.

77) A SR, Reddy N, Dinapadu S, Reddy M, Pasari S. Papel da terapia com ozono na dentisteria de intervenção mínima e endodontia - uma revisão. J Int Oral Health. 2013;5(3):102-8.

78) Almaz ME, Sonmez IS._Ozonoterapia na gestão e prevenção da cárie. J Formos Med Assoc. 2013; 19.:224-226.

79) Rajiv Saini. Ozonoterapia em medicina dentária: Uma revisão estratégica. J Nat Sci Biol Med. 2011; 2(2): 151-153.

80) Graham J, Mount. Intervenção mínima: Um novo conceito para a medicina dentária operatória. Quintessência internacional . *2000;31:527-533.*

81) Chiayi Shen .Cimentos dentários.PHILIP'S Ciência dos materiais dentários.11ª edição. Publicado pela Elsevier, uma divisão da Reed Elsevier India Private Limited.2012:401-417,471-486.

82) Lucia Coelho Garcia Pereira. Propriedades mecânicas e resistência de união de cimentos de ionómero de vidro. Revista de Odontologia Adesiva.2002;4:73-80.

83) Houpl M, Fukus A, Eidelman E. A restauração preventiva de resina (resina composta/sealente): resultado de nove anos. Quintessence int 2002;33:427-32.

84) Thomas Attin,Michael Vataschki,Eltnar Hellwig. Propriedades de materiais de restauração de ionómero de vidro modificados por resina e dois materiais compostos de resina modificados por poliácidos. Quintessence Int .1996 ;27(3):203-209.

85) Brian B. Novy, Cameron E. Fuller. A ciência dos materiais das restaurações estéticas minimamente invasivas. 2008; 29(6):26-32.

86) Brigitte Zimmerli,Matthias Strub,Franziska Jeger,Oliver Stadler,Adrian Lussi. Materiais compósitos: Composição, propriedades e aplicações clínicas. Uma revisão da literatura.2010; 120:972-979.

87) Adela Hervâs Garcia, Miguel Angel Martinez Lozano, Jose Cabanes Vila, Amaya Barjau Escribano, Pablo Fos Galve. Resinas compostas. Uma revisão dos materiais e indicações clínicas. Journal of Clinical Dentistry.2006; 1; 215-220.

88) Yap AUJ, Mok BYY. Acabamento da superfície de um novo material de restauração estético híbrido. Oper Dent 2002;27:161-166.

89) Sayed Mostafa Mousavinasab, Ian Meyers. Libertação de flúor pelo cimento de ionómero de vidro, Compomer e Giomer. Jornal de Investigação Dentária.2009;6(2):75-81

90) Roger J. Sinales,VHak-Koiig Yip. A abordagem do tratamento restaurador atraumático (ART) para o

tratamento da cárie dentária. Quintessence int.*200;33:427-432.*

91) Dr. Robert Yee, Dr. David Walker: USANDO A ARTE NA DENTISTRIA DE MISSÃO, cap. 17, pág. 347348.

92) Soben Peter.Tratamento restaurador atraumático.Odontologia preventiva e comunitária.4ª edição.Arya Medi Publishing House Pvt.Ltd.2011:448-457.

93) Robert Yee .Técnica de Detenção da Cárie (ACT): Tecnologia Apropriada para o Clínico e para as Comunidades Desfavorecidas no Nepal. Saúde Pública Dentária.2012:32:72-76.

94) Barmes DE Forward. Arte: uma abordagem simples. J Pub Health Dent. 1996; 56,:131-135.

95) Frencken JE et al . Tratamento Restaurador Atraumático (ART): Fundamentação, Técnica e Desenvolvimento. J Pub Health Dent.1996; 56: 135-140.

96) M. Shanthi, E. V. Soma Sekhar, Swetha Ankireddy. Materiais inteligentes em medicina dentária: Pensar de forma inteligente! Jornal de Odontopediatria . 2014 ; 2(1):1-4.

97) R. Welbury, M. Raadal, N.A. Lygidakis. Diretrizes da EAPD para a utilização de selante de fissuras. Jornal Europeu de Odontopediatria.2014;6:1-6.

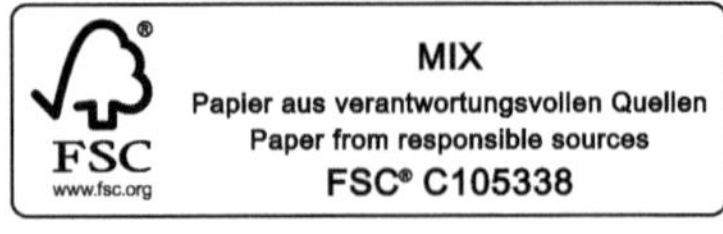

Printed by Books on Demand GmbH, Norderstedt / Germany